長 壽 解 方

減緩衰老，延長健康壽命，
重啟長壽基因的 5 個祕密

詹姆士 · 迪尼寇蘭托尼歐博士（Dr. James DiNicolantonio）
華爾街日報最佳作者 傑森·方（Dr. Jason Fung） 著

周曉慧　譯

晨星出版

前言

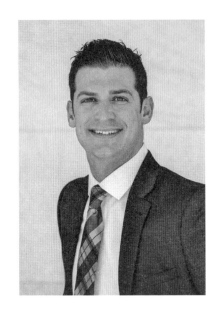

迪尼寇蘭托尼歐博士
（*Dr. James DiNicolantonio*）

在我先前的兩本著作，《吃對鹽，救你命》（*The Salt Fix*）以及《超級燃料》（*Superfuel*）中，解開了許多長久以來的營養謬論，特別是長達四十年來，關於食鹽對健康有害，植物油是好油的誤區。本書係建立於這些基礎之上，藉由探索神祕的 mTOR（mechanistic target of rapamycin）、飲食蛋白質及卡路里限制，檢視目前世界上最長壽族群的飲食習慣，揭開健康老化的祕密。本書也涵蓋間歇性斷食、膠原蛋白與甘胺酸、綠茶、咖啡以及紅酒的益處。在本書的最後，傑森・方醫師與我，也列出了關於長壽健康，容易遵循的五個步驟。

或許你相信，遵循美國政府官方的膳食指南（Dietary Guidelines）中，耳熟能詳的「少鹽、多攝取植物油及碳水化合物」標語，能夠使你更健康。然而，基於我多年來對於心血管疾病的研究，以及傑森・方醫師長年的臨床經驗，都使我們認為這樣的飲食建議完全錯誤。這些謬誤包括攝取以高精緻碳水化合物製成的食物，會使你永遠陷入血糖高低起伏的循環，對這些食物產生依賴（即碳水化合物依賴）。膳食指南也忽略了一點——日本人及其他長壽的亞洲族群，都傾向攝取高鹽海鮮，而較少食用精製植物油——這與美國政府的建議完全相反。

　　簡單的飲食改變，可以幫助你打破碳水化合物依賴的循環，使新陳代謝增加，啟動長壽基因；間歇性斷食，便是其一。斷食可以重啟你的代謝，允許新的、較好的細胞及蛋白質汰舊換新，這個以新細胞取代老細胞，自我修復的過程稱為自噬作用。透過斷食增加自噬作用，有如生物駭客，或許可以幫助人類延長壽命，使身體忙著修復而非生長——因為生長會促進老化。其他在長壽族群中發現的共同飲食習慣，還包括飲用紅酒、茶及咖啡，都是改善健康及延長壽命容易遵循的方式。就讓本書成為你的指引，現在即刻執行，簡單改變飲食及生活習慣，改善你的健康，活化長壽基因，促進細胞修復而非細胞凋零。

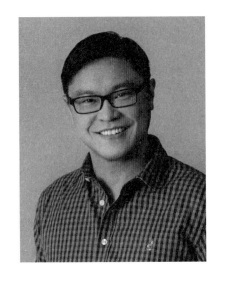

傑森・方博士

（*Dr. Jason Fung*）

　　人們大多相信，長壽的祕密藏在驚人的新科技，或者是最新、最好的營養補充品當中。然而，矛盾的是，健康老化的祕密其實早在幾世紀，甚至千年以前，就已由我們的祖先傳遞而來，並一代一代地傳承下去。本書將重新揭開這些古老且佚失的祕密，以及它們如何被目前已知的生物學所支持。近年的研究揭開了促進長壽的古老生活習慣背後的科學，例如卡路里限制，飲食蛋白質的理想攝取方式，飲用茶、咖啡或紅酒，攝取較多的鹽分及天然脂肪，千變萬變均不離其宗。

　　這些方式雖非最新，也非最主要的潮流，卻具有可信價值。它們的歷史悠久，傳統上均為人所接受，並被認為是健康的重要因素。古人知其效用，但是現代科學才正在發現這些方法之所以成功的原因。這些祕密就藏在眼前，只是我們不知該從何找尋。人們總是在尋找飲食中可添加的物質，以延長餘命、改善健康，多年下來，這張清單已無止無盡。營養補充品——維生素 A、B、C、D、E——已經被吹捧為下一個治百病的萬靈丹。然而，當這些光環相繼褪色，有時也令人感嘆。問題出在「我們提出不正確的問題」，不要問「我應該要攝取更多的什麼來促進健康」，而當要問「我應該要少吃什麼來促進健康」。本書不僅拋出了這兩個問題，更重要地，也對此做出了回答。

目錄

前言——迪尼寇蘭托尼歐博士（ *Dr. James DiNicolantonio* ） …02

前言——傑森‧方博士（ *Dr. Jason Fung* ） …………………04

1章 老化：大自然才不在乎我們活了多久

老化是什麼？ ……………………………………………………12

演化並不在乎你是否老化 ……………………………………14

老化與疾病 ……………………………………………………15

演化保留的機轉 ………………………………………………17

老化的理論 ……………………………………………………19

生長與長壽 ……………………………………………………24

2章 卡路里限制：雙面刃

卡路里限制的機轉 ……………………………………………31

營養素感測器 …………………………………………………32

mTOR …………………………………………………………35

AMPK …………………………………………………………36

間歇性斷食 ……………………………………………………39

卡路里限制的缺點 ……………………………………………40

目錄

3章 **mTOR 與長壽**

雷帕黴素是如何作用的？ ··· 44

老化的解藥 ··· 46

蛋白質限制、類胰島素生長因子與 mTOR 之間的關係 ······ 50

其他減少 mTOR 的方式 ·· 53

生長與長壽 ··· 53

一切歸因於蛋白質 ·· 56

老化是我們可以更新的程式嗎？ ·································· 57

4章 **蛋白質**

老化與胺基酸 ··· 63

多少蛋白質是太少？ ··· 65

多少蛋白質是太多？ ··· 67

5章 **植物與動物性蛋白質**

動物性蛋白質與植物性蛋白質的差異性 ·························· 72

動物性蛋白質 ··· 75

植物性蛋白質 ··· 82

植物性與動物性蛋白的比較 ······································· 85

6章 理想蛋白質攝取量

生長及發育所需的蛋白質 ················ 93

高齡者的蛋白質需求 ····················· 93

運動選手的蛋白質需求 ················· 96

給減重者的建議 ························· 101

理想的蛋白質總量 ······················ 102

7章 斷食

斷食的生理機轉 ························ 109

臨床研究 ······························· 114

反向調節荷爾蒙 ························ 116

8章 茶

茶的簡史 ······························· 126

茶是什麼？ ····························· 127

茶對於疾病的好處 ······················ 130

為何要喝茶？ ··························· 136

9章 紅酒及咖啡

紅酒 ··································· 140

咖啡 ··································· 152

目錄

10章 攝取多一點鹽及鎂

低鹽的建議：簡單明瞭，卻大錯特錯 ························· 158

鎂：另一種「鹽」 ································· 171

不要遵循教條而要遵循實證 ····················· 174

11章 健康與不健康的脂肪

種籽油的崛起 ······························ 178

關於脂肪，不可不知的是 ······················· 183

需要避開的脂肪：反式脂肪與人造種籽油 ·········· 184

飽和脂肪：前瞻性城市鄉村研究 ················ 189

好的油脂：單元不飽和脂肪酸 ················· 191

中鍊三酸甘油脂與椰子油 ····················· 193

全脂乳製品 ································· 196

攝取堅果 ···································· 197

特級冷壓橄欖油 ····························· 198

海洋性 ω–3 脂肪酸的好處 ···················· 199

磷蝦油 ····································· 199

對脂肪做出最好的選擇 ······················· 201

12章 藍域：最長壽的文化

日本：沖繩 …………………………………………………… 206

義大利：薩丁島 …………………………………………… 211

美國加州：羅馬林達 …………………………………… 213

哥斯大黎加：尼科亞半島 …………………………… 215

希臘：伊卡利亞島 ……………………………………… 216

藍域之外：美國南方 …………………………………… 218

如果你不居住在藍域？ ……………………………… 220

較少的蛋白質等於較長的壽命？ ………………… 222

13章 健康老化的完整計畫

步驟一：卡路里限制與斷食 ……………………… 226

步驟二：mTOR ／蛋白質 ………………………… 227

步驟三：咖啡、茶及紅酒 …………………………… 229

步驟四：鹽（鈉及鎂） ……………………………… 231

步驟五：攝取更多天然、健康脂肪 …………… 232

結語 ……………………………………………………………… 236

注釋 ……………………………………………………………… 238

第 **1** 章

老化：
大自然才不在乎
我們活了多久

傳奇人物，西班牙探險家胡安龐塞·德萊昂（Juan Ponce de León，1460 年－ 1521 年），如同嗜血的當代人一般，透過探索新世界追求名利與財富。在為波多黎各自由邦政府服務之前，德萊昂定居於西班牙島（現在的多米尼加共和國）。兩年後，當克里斯多福·哥倫布（Christopher Columbus）的兒子迪亞哥（Diego）取代了德萊昂的職務，他被迫再度重啟航程。德萊昂曾聽聞一個原住民的故事——一座任何人飲用後都可返老還童的泉水。因此在這一次的探險中，德萊昂將部分重心放在尋找獨一無二的長壽祕方上。

德萊昂探勘了巴哈馬的多數區域。據稱，他在 1513 年時，於佛羅里達州（Florida）的東北方，現名為聖奧古斯丁（St. Augustine）的小鎮登陸。他將新發現的大陸命名為「佛羅里達」，係由西文單字「florido」而來，意為充滿花朵的地方。德萊昂窮盡他的一生，不斷探索整座佛羅里達海岸，以及佛羅里達的礁島群，卻未曾發現任何能使人返老還童的泉水。

這個著名的故事，聽起來就像一部小說。在德萊昂的記載中，並沒有提及他探索青春之泉的事蹟；他之所以積極地展開探索，與其他探險家並無二致——是為了發現黃金、找到殖民地，以及傳播基督教。然而，關於能返老還童的神祕物質——這個說法實在太有吸引力，故此傳說至今仍廣為流傳。然而，有趣的是，關於青春之泉的傳說，在德萊昂之前便由來已久，類似的故事在中東、中世紀歐洲以及古希臘文化都曾有所耳聞。年齡真的可以被逆轉嗎？經過德萊昂的失敗後，有科學曾經成功過嗎？

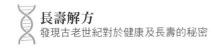

▌老化是什麼？

　　讓我們從老化是什麼開始了解。說到老化，每個人都會產生一些直覺的聯想，但是要成功地解決問題，在科學上需要一個精確的定義。我們可以由許多方面探討老化。首先，由於外貌有所改變，老化通常很明顯。這些實質的改變，會反映出潛在的生理變化，例如毛囊色素製造減少、皮膚彈性減少。微整手術或許可以改變外表，但是無法改變潛在的生理現象。

　　接下來，老化可被視為失去功能。隨著時間推移，年齡決定大部分的老化現象，女性的生殖能力會逐漸減少，直到更年期完全停止排卵。骨骼變得脆弱，斷裂的風險增加，例如髖骨骨折，這些情形很少在年輕人的身上發生。肌肉也變得較無力，這也可以解釋為何運動選手的年齡總是很輕。

　　最後，以細胞及分子生物層面探討，荷爾蒙的反應會隨年齡增加而遞減，例如高胰島素（儲存脂肪及葡萄糖的荷爾蒙）或是高甲狀腺荷爾蒙，假如細胞對於這些荷爾蒙不再有反應，它們對人體的效用就不再這麼大了。此外，粒線體為重要的細胞構造，可以製造能量，有細胞的發電廠之稱；它也會隨著年齡增加而使產生能量的效率下降，身體隨之老化，並導致較高的機率產生不適和疾病。

　　年齡的增長與疾病及死亡的風險成指數關係增加，例如心臟病幾乎不會在小孩身上發生，卻是一種高齡常見的疾病。老化本身不是疾病，卻會增加罹病的風險，因此想阻止並逆轉慢性疾病，最好的方式，就是針對老化著手。

　　年齡會在時間軸上，有如河流般不可逆地流向彼方，但是老化在生理表現上未必相同。老化和疾病的成因有許多，在本書中，我們將著重飲食對老化的影響。

以整體功能下降的因素來看，生物老化的原因為何？簡而言之，老化就是傷害的累積。年輕的動物，包括人類，對於日常的細胞傷害，例如小孩擦破自己的膝蓋，有較高的修復能力。物種之所以可以存活，是仰賴他們修復傷害，例如修復傷口或斷裂骨頭的能力。隨著年齡的增長，各方面修復傷害的能力，無論是抵抗感染、清理血管，或是殺死癌細胞，也都會下降。但是修復能力的下降，並非自然或已成定局的結論，營養與生活的型態，會決定大部分的老化速度及程度。世界上的長壽、健康族群，傾向攝取較少的加工食品，告訴我們減緩老化的可能性。

古希臘的學者希波克拉底（Hippocrates），被稱為現代醫學之父，長期以來視營養為健康與長壽的基石。飢荒為啟示錄四騎士*之一，但是現代醫學中的肥胖、胰島素阻抗及糖尿病，也具有同等致死性。在飢餓與過剩兩者之間，我們所攝取的飲食，扮演著促進或抑制疾病的角色。

另一個重要的傷害修復機制稱為自噬作用（autophagy）。此作用是由 2016 年的諾貝爾獎得主，日本科學家大隅良典（Yoshinori Ohsumi）所發現，並提出自噬作用的重要性。在自噬作用的過程中，細胞成分之一的**胞器**定期被分解和回收，廣義來說，為一個品質控制系統。如同車子須定期更換汽油、過濾器及安全帶，細胞也需要定期更新胞器，以維持正常的功能。當細胞內的胞器超過保存期限，身體須確實將老舊的胞器移除，並以新的取而代之，以確保無殘存的損傷，進而傷害細胞的功能。上一個世紀末最重要的發現之一，就是我們攝取的食物，深深地影響著這些傷害調控機制。

---

*編注：《聖經》中的啟示錄四騎士分別為瘟疫、戰爭、飢荒及死亡。

演化並不在乎你是否老化

你也許會認為，演化過程會完美強化我們的傷害控制反應，並使我們永生。但是演化實際上並不會在乎個體是否老化或存活——演化的確可以確保**物種**，而非**個人**的存續。一旦有了下一代，基因便會承襲下去；即使沒有後代，也不會觸發天擇作用，從而產生更長壽的物種。這個現象背後的理由，乃是基於**拮抗之基因多效性**（antagonistic pleitropy），名字聽來複雜，而理論相對簡單。

天擇所造成的演化，主要作用於基因層級而非獨立個體。每個人都帶著數千個不同的基因，並遺傳給下一代。適合環境的基因存活率較佳，也能使個體產生更多後代；隨著時間推進，這些有益處的基因，在族群中也會變得更加普遍。決定族群的基因效應時，年齡扮演著重要的角色。

人類 10 歲之前，因為尚未具有生育能力，致命的基因會快速地滅絕，因為帶有此基因的個體無法將之傳給下一代。30 歲時發生的致命基因仍會遭到淘汰（儘管速度較 10 歲時慢得多），因為不帶這些致命基因的人能夠擁有更多的後代。然而，70 歲才發生的致命基因，或許不會被消滅，因為在造成個體致死的效應之前，已經傳給了下一代。

拮抗之基因多效性意為基因在生命的不同階段有著不同的作用。例如促進生長及生育力的基因，隨著年齡增長，也同時會增加罹癌的風險——換句話說，這樣的人雖有較多的後代，但是同樣可能造成較短的壽命。這樣的基因仍然會在特定族群中散布，因為演化過程中偏好此類基因的存活，而非個體生命的長短。一個基因或許會有兩種不同且互不相關的效應，稱為多效性（pleiotropy）；而兩種效應間，似乎會有相互阻抑的情形，也就是拮抗（antagonistic）。基因的存活與否，通常都會比個體的長壽優先被列為考量。

　　這一個特定的基因，會轉譯出一種蛋白質——類胰島素生長因子（insulin-like growth factor 1, IGF-1）。高濃度的類胰島素生長因子會促進生長，使個體長得更大、繁衍得更快速，傷口的修復力更佳，對於存活競爭及繁衍下一代，具有非常大的好處。然而對高齡者而言，高濃度的類胰島素生長因子會導致癌症、心臟病及早期死亡；直到那時，這些基因都已經傳給了下一代。當生長及繁衍下一代的需求與延長壽命互相競爭時，演化會偏向選擇提高繁衍力的高濃度類胰島素生長因子。在生長與長壽的抉擇中，這是基本且自然的平衡。

　　在此先決條件之下，對抗老化的逆襲，猶如對抗自然的天性。老化完全是自然而然的，即使速度及程度因人而異。過著完全天然的生活，攝取完全天然的食物，並無法避免老化。大自然及演化並不在乎你的長壽與否；基因是否能存活，才是唯一的考量。從某種意義上說，想要減緩或預防老化，我們應該放寬眼界，而非單純探討自然的演化過程。

▋老化與疾病

　　令人吃驚的是，今日的小孩與父母相比，或許有較短的壽命，[1]這是人類歷史上前所未見的。在 20 世紀，醫療技術及公共衛生有了穩定且卓著的推展，使平均餘命顯著增加。然而近年來慢性病的盛行，卻已經嚴重到逆轉這樣的優勢。

　　在現代工業革命之前，衛生及醫療仍逐步發展中，感染疾病是當時主要的自然死因。1990 年代，美國的平均餘命，男性為 46 歲，女性為

48 歲,大部分導因於嬰兒及孩童的高致死率。₂ 但是這些能在孩童時期存活下來的人,就有機會生存到高齡。1900 年,全美排名前三大的致死因均為感染性疾病,分別為肺炎、肺結核及腸胃道感染。₃ 這些感染性疾病可以影響任何年齡層,其中孩童及長者是較易受影響的一群。

今日社會的狀況已大不相同。排名前二的致死因分別為心血管疾病和癌症,此兩種疾病與年齡息息相關。心血管疾病,包含心臟病及中風,是美國第一大死因,每 4 人即有 1 人死於心血管疾病,且發生率隨著年齡有顯著的增加。₄ 孩童很少會罹患心臟病,但是到了 65 歲,大部分的人都會有一些心血管疾病的問題,在癌症也是一樣的情形。

孩童及年輕人每年只占初次確診癌症病患人數的 1%;₅ 年齡介於 25 至 49 歲之間者,大約占 10%。然而 50 歲以上的族群,卻占了將近 89%。其他與年齡增長相關的疾病,包含白內障、骨質疏鬆、第二型糖尿病、阿茲海默症及帕金森氏症。在全世界日均 15 萬的死亡人口中,這些與老化相關的疾病就占了將近三分之二。這些疾病鮮少影響 40 歲以下的族群,但在工業化的西方國家,死於老化相關的疾病者,占了將近九成。₆

現代醫學征服了許多感染性疾病,例如天花,但此壯舉所導致的後果之一,就是造成罹慢性病風險高的高齡族群增加。但問題不僅止於此。一場看似無法阻止、前所未有的肥胖流行病,正置人類健康於高度的癌症及心臟病風險中;藉由許多飲食及生活型態的調整,卻可以幫助我們逆轉慢性病風險。

老化是細胞傷害的慢性累積,導因於減弱的修復力。修復力減弱會產生慢性程度的發炎,這是老化的一個重要特徵,因此也稱之為老化發炎。氧化壓力——即體內抗氧化系統無法抵禦自由基(具有不成對的電子，具高活性的分子）的作用——也會隨著年齡而增加。然而，你可以透過改變生活型態，來提升健康老化的機率。這不只可以增加壽命，還可以增加健康餘命。沒有人想要讓自己的餘生在衰弱、疾病及護理之家中度過。預防老化可以增加健康餘命，免受疾病及其他老化的負面影響，並將感受到生命充滿活力、能量，對人生滿懷熱情。長壽的目的在於延展青春，而非延展年齡。

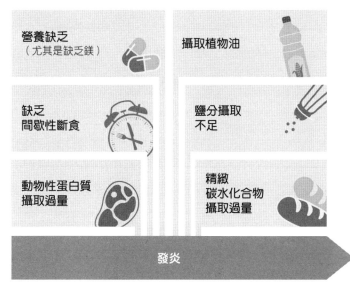

圖 1.1　造成發炎的原因

▌演化保留的機轉

　　簡單的單細胞原核生物，例如細菌，是地球上最早的生物，至今仍蓬勃生長。單細胞真核生物則相對較為複雜，在單細胞原核生物出現後的 15 億年才首次出現。從這些微小的生物開始，逐漸發展出多細胞生物，稱為後細胞生物。所有的動物細胞，包含人類，皆為真核細胞。因為擁有共同的起源，這些細胞生物彼此具有相似之處──許多分子機轉（如基因、酵素等等）及生物化學路徑，都透過由簡而繁的演化，被保留下來。（圖1.1）

人類與黑猩猩具有98.8%的基因相似度，而這其中1.2%的差異，就足以解釋兩個物種之間的差異性。但這樣的說法可能更令你吃驚：人類與酵母菌有許多基因相似處，人類有至少20%的致病基因可在酵母菌中找到。[7] 科學家們曾移植拼接超過400種以上不同的人類基因至釀酒酵母菌（Saccharomyces cerevisiae）中，並發現至少有47%的基因在功能上可完全取代酵母菌的基因。[8]

在越複雜的生物，例如小鼠的身上，能找到越高的相似度。學者研究四千餘種基因後發現，人類與小鼠身上具有差異性的基因少於10個。在所有蛋白質轉譯基因中，除了非編碼的DNA，小鼠及人類基因有85%相同。由此可推論，小鼠與人類在基因層級上具高度相似性。[9]

許多與老化有關的基因會隨物種被保存下來，讓科學家得以藉由研究酵母菌及小鼠，學習到人類生物學的重要課程。本書中所引用的各式研究，其所包含的生物種類十分多樣，包含酵母菌、鼠類及恆河猴，它們的不同之處在於與人類的相似度。並非所有的結果均適用於人類，但是大部分的情形下，這些結果都與我們所要探討的問題非常接近，可以從中學到許多與老化相關的知識。雖然理想而言，進行人體試驗是最準確的，但是在許多情況下，人體試驗是不被允許的，我們只好依賴動物實驗（圖1.2）。

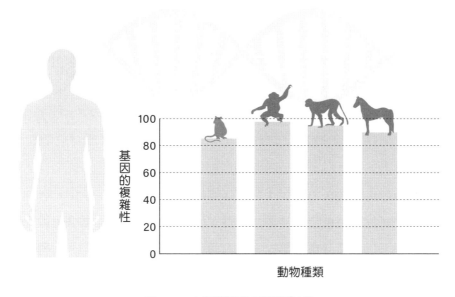

圖 1.2　人類與動物基因相似度

老化的理論

接下來我們會將許多關於老化的理論列成大綱。以下概述幾種老化的理論，並提出我們所認為各理論的可能性。

可支配之生物體理論

可支配之生物體理論（disposable soma theory），是由澳大利亞紐卡索大學教授湯瑪斯‧柯克伍德（Thomas Kirkwood）所提出，認為生物體會將有限的能量使用於維持修復身體或者是繁衍下一代。[10]

如同拮抗之基因多效性，這是一種取捨，如果將能量分配至人體的維持及修復，那麼在繁衍下一代的資源就相對較少。然而，由於演化傾向將較多的能量挪為生殖作用使用，這可幫助基因傳至下一代，而個體的肉體組織經過再造之後，大部分是被丟棄的。為何要貢獻珍貴的資源幫助個體長壽？這並無助於基因的傳遞。在某些情形下，最佳策略是盡可能地擁有越多的後代，繁衍之後，個體隨之死亡。

太平洋鮭魚就是這樣的一個例子。它們一生只繁衍一次，接著隨即死亡。太平洋鮭魚將所有的資源花費在生殖上，接著便可能隨時瓦解。[11] 如果鮭魚有任何小小的機會，能在捕食者及其他危害之中存活，完成另一次的繁衍，演化也不會將它們的老化變得緩慢。小鼠具有強大的繁殖力，達到性成熟只需要 2 個月，因為它們的捕食者眾多，因此小鼠會將更多的能量分配至繁衍後代，而非對抗他們每況愈下的肉體。

換言之，較長的壽命或許可以產生較強的修復機轉：一隻 2 歲的小鼠已經十足高齡，但是對一隻 2 歲的大象而言，生命才正要開始。在大象身上，較多的能量貢獻於生長，後代的產量較少。大象的孕期 18 到 22 個月，只產生一個後代。小鼠每胎生產多至 14 個後代，每年可以生產 5 至 10 次。

雖然這是一個有效的理論，但仍存在許多問題。根據這個理論的推測，刻意的卡路里限制等同限制所有資源，會導致繁衍力下降及壽命減少。但是進行卡路里限制，甚至接近飢餓狀態的動物並不會早死，反而活得較久。實際上，剝奪動物的食物來源，會導致它們將更多資源分配於對抗老化。此外，許多物種雌性的壽命都比雄性長。但如果用可支配之生物體理論解釋，將會得到相反的結論，因為女性需要貢獻出較多的能量在生殖繁衍，導致僅有較少的能量用於維持身體所需。

判定：可支配之生物體理論符合某些事實，但確實存在一些問題，這個
　　　　理論可能不夠完整，或是存在部分錯誤。

自由基理論

　　生物代謝過程中會產生自由基，自由基會傷害周遭的組織。細胞會
利用抗氧化物來中和自由基，但這個過程並不完美，所以一段時間後，
傷害會持續累積，造成老化。許多臨床試驗都顯示，提供維他命 C 或
維他命 E 之類的抗氧化物，反而會增加死亡率或是導致健康情形惡化。
某些方式被公認可改善健康、增加餘命，例如卡路里限制及運動會增加
自由基，而自由基會傳遞訊號給細胞，以提升細胞的防禦力及產生能量
的粒線體。抗氧化物反而會抵消這些由運動所帶來的健康好處。[12]

判定：遺憾地，某些實際情況與自由基理論互相矛盾，這個理論也可能
　　　　不夠完整，或是存在部分錯誤。

粒線體理論

　　粒線體是細胞內產生能量的胞器，通常被稱作細胞的發電廠。這
不是件容易事，粒線體承受許多分子的傷害，必須要定期回收及汰換，
以維持最佳效率。細胞會進行自噬作用，相對地，粒線體也有類似的作
用，以便剔除有缺陷的胞器，稱為粒線體自噬作用。粒線體擁有自己的
DNA，隨著時間推移，DNA 會累積一些損傷，結果使粒線體的效率降

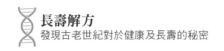
低，從而在惡性循環中導致更多的損傷。缺乏適當的能量，細胞可能會死亡，是老化的表現。

　　肌肉萎縮與粒線體高度的受損有關。[13] 在年輕族群及長者身上，粒線體能量製造具有著些許的差異性。[14] 在小鼠身上，粒線體 DNA 的高度突變，並不會加速老化的產生。[15]

判定：這是一個有趣的理論，但是相關研究仍處於非常初步的階段，許多研究也仍在進行中。支持及反對的爭論均存在。

毒物興奮效應

　　西元前 120 年，米特里達梯六世（Mithridates VI）繼承了本都——位於黑海南岸，古代小亞細亞北部的一個地區，即現代的土耳其。他的母親在一場宴會中毒死了他的父親，以便繼承皇位。米特里達梯六世展開逃亡，在荒野中待了將近 7 年的時間。基於被毒害的恐懼，他長期服用小劑量的毒藥，以使自己產生免疫力。其後米特里達梯六世歸國，推翻母親統治，奪回皇位，成為強大的君主。

　　在其統治期間，他雖力抗羅馬帝國，卻仍無法阻擋羅馬人的入侵。在被俘之前，米特里達梯六世決定飲毒自盡。然而，他雖喝下非常大量的毒藥，卻沒有因此死亡，其實際死因目前仍然未知。[16] 無法殺死你的物質，可能會使你更強壯。

　　毒物興奮效應受低劑量毒物刺激時，反而會強化生物的能力，使其對高濃度的相同毒性物質產生抵抗性的現象。電影《公主新娘》(The Princess Bridge)* 的粉絲，或許會記得當中的英雄衛斯理（Westley），

---

*編注：《公主新娘》是 1987 年在美上映的冒險電影，講述一名少年衛斯理為救援被綁架的心愛少女，所踏上的奇幻旅程。

由於長年服用小劑量的艾爾騰粉（iocane powder），使他對毒物產生了免疫力。因此，當他將毒物放在維齊尼（Vizzini）及自己的杯中飲下後，就成為了唯一的倖存者。這便是毒物興奮效應。

毒物興奮效應並非老化的理論之一，但可應用於許多其他的理論當中。毒物學的基本信條是「只要劑量足，萬物皆有毒」（The dose makes the poison.）；然而，低劑量的毒物可能會使你更健康。

例如運動及卡路里限制，便是毒物興奮效應的例子。運動是將壓力施加於肌肉上，使身體增加肌肉的力量來對抗。重量訓練則是將壓力施加於骨骼上，使身體增加骨骼的力量對抗之。長期臥床或是處於無重力之下，例如太空人，會快速削弱肌肉及骨骼的力量。

卡路里限制因為會造成皮質醇上升，也可被視為一種壓力源。皮質醇為眾所周知的壓力荷爾蒙，皮質醇上升會增加熱休克蛋白（功用為穩定新的蛋白質或修復傷害）的製造，以便對後續的壓力產生抗性。[17] 因此，卡路里限制也滿足毒物興奮效應的條件，因為運動與卡路里限制都是一種壓力源，都會產生自由基。

毒物興奮效應是個常見的現象，例如酒精也是藉由毒物興奮效應發揮效用——適度飲酒會比完全都不飲酒健康；但是過度飲酒卻會惡化健康，並導致肝臟疾病。大家都知道運動對健康有益，但過度的運動也會導致健康情形惡化，例如壓力性骨折。即使是輻射線，小劑量也可以改善健康，但大劑量暴露則會致死。[18]

某些食物所帶來的好處，可能也是因為毒物興奮效應所致。多酚類存在於水果、蔬菜、咖啡、巧克力及紅酒中，它們可以改善健康的部分原因，可能是因它們充當了低劑量的毒物，從而增強身體內生性的抗氧化酵素。

為何毒物興奮效應對老化如此重要？其他的假設臆斷所有的傷害都是不好的，且會隨時間累積。然而，毒物興奮效應顯示身體具有修復傷害的能力，當此能力被啟動之後，對身體是有益處的。舉例來說，舉重會造成肌肉微觀的撕裂，聽起來似乎很糟糕，但是在修復的過程中，肌肉會變得更強壯。而負重運動（weight-bearing exercise），例如跑步，則會因重力施加壓力在骨骼上，而造成骨骼微觀的骨折。在修復的過程中，我們的骨骼將變得更加強壯。如果沒有重力的壓力，骨骼就會變得脆弱，骨質也會流失。並非所有傷害都是不好的，事實上，些微的傷害是有益的，我們稱之為更新循環。毒物興奮效應使斷裂的肌肉及骨骼有機會再度修復，產生更佳的承壓能力。如果沒有斷裂與修復，肌肉和骨骼就無法成長得更為強壯。

判定： 有許多的證據表明，毒物興奮效應是生物對於小規模損傷的實際反應。

生長與長壽

毒物興奮效應如同可支配之生物體理論，認為在生長與長壽之間存在一個根本的平衡現象。生物成長得越快速越巨大，老化的速度便越快。拮抗基因多效性可能影響了某些基因，使它們雖在生命早期有益，晚期卻可能有害。

比較相同物種間的壽命，例如小鼠與小鼠比較，[19] 狗與狗比較時，體積較小的動物因生長較少，故存活較久。[20] 以人類而言，女性平均比男性嬌小，也活得較久。[21] 想像一位百歲人瑞的樣貌，浮現在你腦海中的，會是一名高大的男性，或是嬌小的女性？

然而，當跨過不同的物種做比較時，卻會發現體積大的物種壽命較長，例如大象比小鼠長壽。而這個差異性，可藉由大型動物發育速度較慢來解釋。[22] 由於相對缺乏捕食者，在演化上，大型動物可以放慢生長及老化的速度。若是以小型動物相互比較，如果捕食者較少，也可以活得比較久，例如蝙蝠。

老化不是一個刻意的進程，但是相同的機轉在驅動生長的同時，也會導致老化的發生。老化只是生長的延續進程，兩者的生長因子及營養素是相同的。轉動汽車的引擎，可使其快速地達到高速，但是如果繼續轉動，卻可能造成引擎毀損。這些重要程序完全相同，但是一旦發生在不同的時間點，就會造成短期生長與延長壽命的差異。這些理論，在在指出了此一關係的重要性。這是一個重要的資訊，因為特定程序在某些特定時間點是有益的，例如年輕時，我們需要成長；但是相同的程序放在中年人身上，卻可能會造成早期老化。我們所攝取的飲食在這個程序上扮演著很重要的角色，所以我們可以藉由飲食的刻意調控，延長壽命——或稱我們的「健康餘命」。

第 **2** 章

卡路里限制：
雙面刃

卡路里限制學會（The Calorie Restriction Society）號稱有超過7,000 個會員，希望透過常規的卡路里攝取限制，以延長其壽命。這聽起來像是一個幻想嗎？事實上，在延長壽命的方法中，最好的方式或許就是卡路里限制，最早的動物實驗可回溯至數十年前。卡路里限制搭配適度營養，或許是目前已知最有效的抗衰老介入。[1]

　　最早的動物實驗在 1917 年展開，結果顯示卡路里限制可以延長生命。限制食物的攝取可延遲年輕小鼠的更年期，並延長生育期。1935 年，研究學者克萊夫‧麥凱（Clive M. McCay），發現卡路里限制可以減少小鼠的生長，從而延長壽命。[2]然而，此種方式必然會導致動物營養不良，缺乏必需的維生素及礦物質會造成許多疾病，營養不良的小鼠通常不太健康，且會早期死亡。限制能量（卡路里），但同時提供所有必需的營養素可延長餘命，這種想法在當時是前所未有的。

　　研究學者通常會減少小鼠 40% 的卡路里攝取，但其實即便只減少10%，也能獲得相近的好處。[3]10% 的卡路里限制，在這些實驗小鼠身上增加了 15% 的壽命；在限制 40% 的卡路里的小鼠身上，則延長了20% 的壽命。1942 年，研究學者首次證實，卡路里限制在動物身上可預防癌症發生。[4]人類的臨床研究幾乎無法進行，因為道德倫理上並不可行。提醒本書的讀者，我們雖使用卡路里限制一詞，但前提是不能造成營養不良。

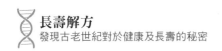

　　卡路里限制可延長所有受試生物的壽命，包含酵母菌、蠕蟲、蒼蠅、齧齒類及猴子。此外，卡路里限制也可以減緩或甚至預防高齡相關的疾病，包含失智症、糖尿病、心血管疾病、冠狀動脈疾病、神經退化疾病及多種癌症。

　　學者在 1946 年發現，卡路里限制在食物充足的環境下是非常困難，甚至是不可能的，此一觀點在隨後的幾十年將會受到證明。因此，科學家想出了一個可行的卡路里限制方式，並一併提出間歇性斷食的方法。小鼠實驗已證實該策略對於延長壽命及預防癌症，均有其效用。₅

　　將這個概念延伸至人類的學者羅斯（Ross）在 1959 年發現，冠狀動脈心臟疾病在營養缺乏的社區很少發生。₆ 換句話說，攝取較少卡路里的族群，似乎較少得到心臟病。同 時期的學者也發現，蛋白質限制也會影響長壽與否。若在小鼠飲食中添加高含量的酪蛋白（casein，拉丁文中指起司，一種乳製品蛋白），會減少其壽命。₇

　　在 1970 年代，加州大學洛杉磯分校的萊‧瓦佛特（Dr. Roy Walford）醫生開始提倡卡路里限制可延長壽命的論述。1990 年代早期，他成為生物圈二號（Biosphere 2）* 的醫生，該實驗計畫是一個自給自足的溫室，有 8 位「地航員」（terranaut）** 居住於完全封閉的環境之中。

　　他們種植自己的食物，回收自己的廢物；但是，隨著時間過去，他們無法種出與一開始一樣多的食物。瓦佛特醫生說服這些人藉由卡路里限制，完成為期 2 年的任務。然而，不幸地，事情出乎預料。居住於此溫室的科學家，除了遵守卡路里限制外，並沒有補充適當的營養。瓦佛特醫生的體重從原本的 145 磅，減少了 25 磅，當他從生物圈二號出來時，看起來老態龍鍾。他最後罹患肌萎縮性脊髓側索硬化症（漸凍人），享年 79 歲。

　　　＊譯注：位於美國亞利桑那州圖森市北部的奧拉克爾（Oracle）地區，最初為了證明封閉
　　　　生態系統在外太空維持人類生命的可行性而打造。
　　　＊＊譯注：此指生物圈二號中的「溫室」科學家。

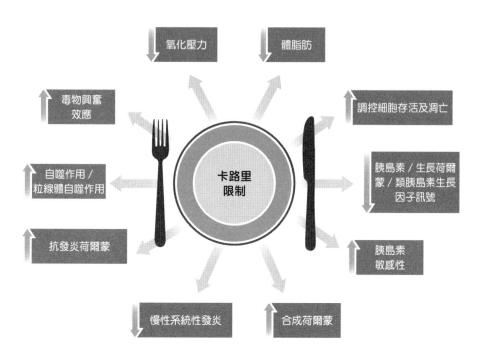

圖 2.1　卡路里限制的效應

1980 年代，卡路里限制的模式逐漸被接受，科學家們慎重地思考如何將其應用於人類身上。越來越多的研究發表，學者們挑戰知識的極限，試圖了解為何卡路里限制對於長壽是一個重要因素。關於卡路里限制可延長餘命，一個最吸引人的例子是在日本的沖繩。傳統上，沖繩的人會遵守一個原則，那就是「腹八分」（はらはちぶ，harahachibu），即八分飽即可，是一種正念飲食的方式。沖繩人刻意地提醒自己，當肚子有八分飽就要停止進食，意即有 20％的卡路里限制。這裡與高度工業化國家相比，有高達 4 到 5 倍的百歲人瑞，此一現象與低卡路里飲食相關。與其他日本人相比，沖繩人的卡路里攝取量減少了 20％。[8] 但此一特殊的數據並沒有延伸至 65 歲以下族群，或許與 1960 年代之後，西方飲食逐漸滲透的生活型態有關。我們將在第 12 章中，更詳細地討論沖繩人的平均餘命及長壽文化。

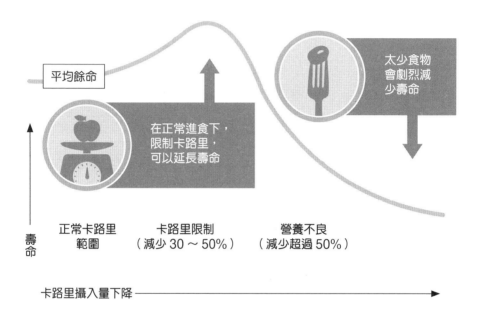

圖 2.2　限制卡路里以延長動物壽命

　　卡路里限制是唯一非藥物，卻可持續延長餘命，並對抗許多老化相關疾病的方式。當食物充足時，大部分的動物，包含人類，都會開始生長發育，同時也會快速老化。所有動物均擁有營養感知器，會與生長途徑產生連結。當動物偵測到營養素不足時，生長將會被抑制，如此一來，或許就會誘發長壽的路徑，並在生長及長壽的天平取得平衡。，當然，卡路里限制必然有其侷限性，飢餓與營養素缺乏會造成死亡及失能。但若能搭配適當的營養攝取，卡路里限制仍是高度有益的。

　　表面上看起來，這樣的思考模式似乎相當吸引人。人們普遍認為食物可提供營養，所以吃得越多越好；實則不然。相反地，技巧性地剝奪動物的飲食，並不會減少，反而會增加它們的餘命。

卡路里限制的機轉

　　起初，藉由卡路里限制延長壽命似乎是一種激進的作法，但在許多物種的研究中，均已證實兩者之間的關係。[10] 事實上，減少發育與生長也可以延長壽命。這是為什麼呢？其中有許多可能的理論。長期的卡路里限制，最顯著的效果或許是降低體脂肪，尤其是內臟脂肪。內臟脂肪主要囤積於腹部及重要身體器官周圍，對人類健康是一個很大的風險，與減少胰島素敏感性、肥胖、第二型糖尿病及粥狀動脈硬化有緊密的關聯性。

　　小鼠的基因設計為擁有較低的體脂肪，因此可以存活較久。脂肪胰島素受體（FIRKO）缺失的小鼠，即胰島素受體被破壞的群體。胰島素的正常功能是告訴細胞儲存脂肪，所以這些基因改造的小鼠不會變胖，也活得比一般小鼠久。脂肪胰島素受體缺失與卡路里限制，都會大大減少體脂肪；減少體脂肪或許是許多增加餘命方式的共同之處。[11]

　　但是，這並不能以偏概全，因為過瘦或是體脂肪低於正常值的族群，仍然存在健康上的風險，這當中有著許多干擾因子。體重不足的人或許是因患有潛在疾病，例如癌症，而導致過瘦；因此，我們無法得知若刻意減少體脂肪，使之低於正常值，對健康是有益或有害的。

　　長期的卡路里限制會使代謝率下降，如果卡路里攝取較少，身體所燃燒的卡路里自然也較少。一開始，這似乎沒有益處，但是隨著新陳代謝降低，DNA 的氧化傷害也跟著減少，可能會因此影響老化。[12] 不同的動物有不同的代謝率，普遍而言，代謝率越高，動物餘命越短，這或許是因為較多的自由基或氧化傷害導致。[13] 如果你持續催動汽車引擎，車子會走得比較快，但是引擎也會較快燒壞。甲狀腺素（T3）是人體重要的代謝相關荷爾蒙，甲狀腺素越低，平均餘命越長。[14] 雖然卡路里限制會降低整體代謝率，但每公斤體重的能量消耗或許更高。[15] 某些研究發現，健康人瑞的身上同時存在較多的肌肉組織及較高的新陳代謝，兩者之間具有關聯性。[16]

營養素感測器

長壽的科學研究，往往會回到生長與長壽的相互競爭。較大的生長往往導致較短的壽命，反之亦然。因此，想要盡可能地延長壽命，就得減少生長，透過我們的營養素感測器來發揮影響，是其中一個方式。

原始的單細胞生物居住於充滿營養的環境，可經由停止生長，以迅速應對環境中的營養減少。酵母菌及細菌可進入休眠狀態（產生孢子）存活超過數千年，待水分及營養充足時再次復活。即便我們已演化成複雜的多細胞生物，仍得確認環境中的營養是否充足。我們不會想在飢荒期間增加生長與代謝，因為這會加速死亡。在飢荒期間生養眾多，或許會同時剝奪母親及孩子的性命，這也可以解釋為何女性在沒有足夠體脂肪的情況之下，會停止排卵。相反地，一旦食物變得充足，我們的身體就必須盡速活化生長路徑，以利發育。這恰恰符合一句俗話：「打鐵趁熱」，多數動物都必須仰賴營養素受器，並將營養素受器與生長途徑做緊密的連結。

目前有 3 個已知的營養素感測路徑，包括胰島素（insulin）、mTOR，以及單磷酸腺苷活化蛋白質激酶（AMP-activated protein kinase, AMPK）。延長壽命須藉由減少生長與代謝，最佳的作法為調整飲食，以減少營養素感測路徑。

減少胰島素（藉由減少卡路里，更精確而言是減少精緻穀類及糖），減少 mTOR（藉由減少動物蛋白質攝取及使用動物性蛋白質），活化 AMPK（減少卡路里攝取），這些都與長壽具有關聯性。

胰島素

胰島素這個荷爾蒙，是最廣為人知的一種營素感測器。食物含有三大營養素：碳水化合物、蛋白質與脂肪。當我們進食時，身體會分泌特定的荷爾蒙，以與這些營養素產生反應。攝取碳水化合物及蛋白質時，胰島素會增加，但是脂肪並不會刺激胰島素分泌。胰島素的作用，是允許某些細胞藉由葡萄糖載體蛋白 4（GLUT4），攝取葡萄糖作為能量運用。而胰島素則扮演著營養素感測器的角色，可以藉由傳遞特定營養素，使身體其他部分獲得能量。

然而這只是胰島素所扮演的角色之一。當胰島素活化細胞表面的接受器時，也會活化磷脂醯肌醇 3—激酶（PI3K）路徑，促進蛋白質合成、細胞生長及細胞分裂。由於營養素感測器與生長路徑緊密相連，故此活化機制是自動同時發生的。胰島素扮演著代謝及增加生長的角色，這關係著物種的存活。動物需要在食物充足時生長，在食物匱乏時停止。

動物實驗證實，增加可獲取的營養素會使壽命減少。將葡萄糖加入秀麗隱桿線蟲（worm C.elegans）的飲食中，會縮短其壽命。[17] 高濃度葡萄糖可刺激胰島素分泌，進而促進生長，而代價就是減少餘命。以人類而言，高濃度胰島素與胰島素的阻抗性在老化中很常見，並與高齡相關疾病具相關性，例如癌症及心臟病。

在卡路里限制與斷食期間，血糖與胰島素濃度會大幅下降。[18] 在許多動物身上都可以發現，較低濃度胰島素所傳遞的訊息為減少生長及延長餘命。[19] 減少飲食中的碳水化合物，是另一個減少胰島素的天然方式。科學家辛希亞・凱尼恩（Cynthia Kenyon），發現胰島素與葡萄糖對延長壽命十分重要，各項研究結果都非常具有說服力，因此奉行低碳飲食。[20] 增加胰島素敏感度及降低胰島素濃度，也是卡路里限制所會影響的重要機轉。

類胰島素生長因子

類胰島素生長因子是影響著老化，且與胰島素密切相關的荷爾蒙。生長荷爾蒙（growth hormone, GH）由腦下垂體所分泌，在孩童時期負責增加生長發育。在 1950 年代，以色列內分泌學家力維・萊倫（Zvi Laron），設立了當地的第一個兒科內分泌診所。他的第一個患者，有許多兄弟姊妹都明顯發育不良，他認為這是由於缺乏生長荷爾蒙所致。然而，當萊倫測量這群小孩體內的荷爾蒙，卻發現濃度異常地高。究竟是怎麼一回事？這個謎團，耗費了數十年的研究才終於解開。

生長荷爾蒙會作用於細胞的受器，產生類胰島素生長因子，也就是生長效應的實際媒介。萊倫遇到的這個孩子，罹患現今已知的萊倫氏侏儒症候群（Laron dwarfism）。他們體內固有許多生長荷爾蒙，但由於受體的基因缺陷，遂無法產生類胰島素生長因子。缺乏類胰島素生長因子，可以解釋為何孩童的身材短小，一揭他們的神祕面紗。接著，2013年萊倫氏侏儒群的發現，在長壽研究中引起了一陣騷動。

　　厄瓜多一個偏遠社區裡，居住著約 300 人的萊倫氏侏儒。這是一群逃離宗教法庭的塞法迪猶太人，由於近親交配，導致族群完全缺乏類胰島素生長因子。他們平均生長至 4 呎高，在此族群中是自然形成的。

　　當地的一位醫生格瓦拉·阿奎爾（Guevara-Aguirre），記錄及追蹤這個族群長達數十年之久。他與美國南加州大學的同事瓦維特·倫果（Valter Longo）有一個驚人的發現，這群萊倫氏侏儒似乎全都對癌症具有免疫力。[21] 相較之下，他們未受基因缺陷影響的親戚，則有 20％ 的罹癌機率。

　　倫果對減緩生長以延長壽命的效應產生興趣，始於 2001 年，當時他發現壽命較長的酵母菌，有著上述的生長抑制機制。生長荷爾蒙有基因缺陷的小鼠，壽命較一般小鼠多出 40％，相當於人類的 110 年。以基因改造，具有高濃度生長荷爾蒙的小鼠，則有較短的壽命。

　　胰島素與類胰島素生長因子具有許多共通性，在某些動物身上，細胞的受器是相同的。此一發現支持著一個論點：生長與長壽間，從根本而言，是一個權衡關係。

▌mTOR

　　mTOR 是另一個細胞營養素感測器，主要用於感測飲食蛋白質與胺基酸。當攝入蛋白質後，它將會被分解為胺基酸，並為腸道所吸收，接著使 mTOR 濃度上升。攝取足夠的蛋白質以獲取必需胺基酸，對健康雖非常重要；但避免過高的 mTOR 濃度，對壽命的延長也是相當重要的。[22] 限制飲食的蛋白質及斷食，可以降低 mTOR 的濃度。

如同胰島素，mTOR 是一個營養感測器，它的活化與生長路徑也是密不可分的。當偵測到可獲取的蛋白質，身體會進入生長模式，以產生更多蛋白質，這是一個拮抗之基因多效性的例子。蛋白質限制有一些好處，或許與 mTOR 在自噬作用上的效應相關。自噬作用為細胞的回收作用，將老舊的蛋白質及細胞內胞器分解，這個過程可提供能量與胺基酸，對於蛋白質的汰舊換新是必需的，也是維持細胞功能的重要因子。自噬作用是使細胞維持在嶄新狀態的重要的第一步。老化的表現便是自噬作用的減少，受損傷的分子堆積在細胞內，影響細胞功能。在年輕與年老的小鼠身上，自噬作用有著 6 倍的差異。[23] 自噬作用的減少意味著受損的細胞物質，例如脂質膜及粒線體，將在細胞內留存更久。

切斷自噬作用最有效的刺激是 mTOR。即使是微量的蛋白質，也會使 mTOR 上升，進而關閉自噬作用及細胞更新過程。斷食會大大的增加自噬作用，尤其酵母菌研究已證實，卡路里限制對於延長壽命是重要的。[24] 阻斷 mTOR 的藥物，例如雷帕黴素（rapamycin），之所以能延展酵母菌餘命，多是緣於自噬作用。[25]

AMPK

第三個營養感測器為 AMPK。AMPK 所扮演的角色，是細胞能量儲存的「逆油表」。以汽車為例，若能量是以大量汽油的形式貯存，油表的讀數就高；然而在人體內，若能量是以三磷酸腺苷（ATP）的形式貯存，則 AMPK 的濃度就會降低。[26] 細胞的能量越低，越會使 AMPK 升高。由此可見，AMPK 可被視作一種細胞能量儲存的油表，只不過其數值是反向的。和 mTOR 及胰島素一樣，作為營養素感測器的 AMPK 也與生長路徑有所關聯。AMPK 會減少生物分子的合成，包含生長所必需的分子。而 AMPK 與 mTOR 和胰島素的不同之處，是它不會對任何飲食營養素產生反應，而須透過整體細胞能量的可近性來反應。可活化 AMPK 的物質，能夠模擬細胞的低能量狀態，以促進健康。這些物質包括糖尿病藥物二甲雙胍（Metformin）及由葡萄及紅酒萃取出的白藜蘆醇（resveratrol）、由綠茶及巧克力萃取出的表沒食子兒茶素沒食子酸酯（Epigallocatechin gallate，EGCG）、辣椒中萃取的辣椒素（Capsaicin），由香料薑黃中萃取的薑黃素（Curcumin）、大蒜，以及傳統的中國草藥黃連素。卡路里限制也會活化 AMPK，證明了其對老化預防的重要性。[27]

　　AMPK 強化了肌肉細胞對葡萄糖的吸收，增加粒線體的製造，提高了燃脂的效果（見次頁圖 2.3）。[28] 此外，AMPK 也會增加自噬作用，這是一個對於細胞自我清理、移除廢物及回收的過程，稍後會再詳述。

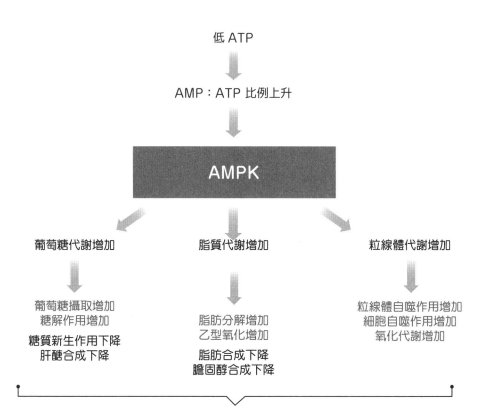

圖 2.3　營養狀態

間歇性斷食

間歇性斷食意味著間隔一段時間不攝取食物，與單純的卡路里限制相比，或許能為抗老帶來更多的好處。斷食的方法有很多，最常見的方式為 16 小時斷食（包含睡眠時間）搭配 8 小時的進食窗口（feeding window）。某些人施行隔日斷食，進行方式為一天之中，只攝取很少，或不攝取食物，隔天的飲食則不受限制。

隔日餵食的動物，其生理表現與卡路里限制的動物類似，**即使它們二組所攝取的食物一樣多**。[29] 隔日餵食的動物在進食日會攝取更多的食物，以彌補斷食的時間。這個發現，對於卡路里限制是否為延長壽命的要素提出了質疑。雖然卡路里限制與隔日餵食動物所攝入的總卡路里相近，但是在斷食的情形下，荷爾蒙的變化是非常不相同的。在斷食期間，所有的營養素感測器都會參與其中——當 AMPK 上升時，mTOR 與胰島素會下降；其他反調節荷爾蒙則會增加，這些荷爾蒙包含腎上腺素、正腎上腺素及生長荷爾蒙。反調節荷爾蒙的增加，會增加能量及維持基礎代謝率。這些荷爾蒙的增減，不只單純導因於卡路里限制。間歇性斷食或卡路里限制的卡路里攝取總量或許相同，但是兩者所引發的生理效應卻是不同的。例如，減少飲食脂肪會減少卡路里的攝入，但並不會對胰島素或是 mTOR 造成影響，因為攝入的碳水化合物及蛋白質沒有改變。

因為飢餓荷爾蒙的訊號增加，實行卡路里限制的動物總是覺得飢餓。[30] 飢餓是一個基本的直覺，無法長期忽略；飢餓感使許多減重計畫注定失敗。

相反地，**斷食會減少食欲與飢餓感**。當採用間歇性斷食減重時，許多患者會感受到食欲減少。他們的感想通常都是認為自己的胃縮小了，但實際上只是飢餓訊息傳遞減少了。

在大鼠與小鼠身上實施隔日餵食的方案，其壽命均比整日餵食的同類要來得長。實施此方案不一定會造成體重減輕，須視動物種類而定。[31]

卡路里限制的缺點

若能維持適當營養，卡路里限制是有益的。話雖如此，也可能發生卡路里限制過於極端的情形。一旦人體脂肪掉到一定閾值，就會影響免疫反應[32]、降低睪固酮、增加飢餓感，並覺得寒冷。在多數均受肥胖流行病所苦的美國人身上，這些問題並非主要的憂慮。或許最重要的問題在於他們難以維持長期的卡路里限制：需要嚴格計算卡路里，需要準備所有食物，需要小心衡量各種營養素比例，以確保攝取足夠。需要避開垃圾食物，但這並不容易，而且不可能每次都這麼做。卡路里限制只對關在籠子的動物有效，但對擁有自由意志的人類並沒有效果。

這也是為何科學家如此急於探討卡路里限制背後的抗老機轉。藉由了解這些機轉，我們可以一種合乎現代日常生活模式的方法得到最大的效益。[33]有充分的證據表明，攝取較少的卡路里，並非卡路里限制的核心所在。因為人體內並沒有卡路里接收器或計數器，飲食變化所造成的荷爾蒙改變，必定是效益驅動的來源。

認識這些機轉，我們就能知道「生物駭客」（包含飲食蛋白質的改變、攝取咖啡、茶及紅酒，在稍後的篇章會討論）所能帶來的相同益處。

mTOR
與長壽

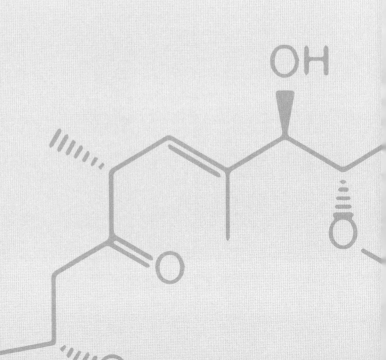

1964 年，蒙特婁大學微生物學家喬治斯·諾格拉迪（Georges Nógrády），旅居復活島（波利尼西亞語稱為拉帕努伊語，Rapa Nui）研究當地族群，並蒐集土壤標本。在加拿大蒙特婁藥廠工作的生物學家蘇倫·賽格爾（Suren Sehgal）博士，藉由分析這些土壤標本，在 1972 年分離出吸水鏈球菌（bacterium Streptomyces hygroscopicus）。這是一種具有潛力的抗黴菌藥物，賽格爾以發現地的名稱，將之命名為雷帕黴素（rapamycin）。他原先想將雷帕黴素製作成抗黴菌藥膏治療香港腳，但是此一發現所帶來的意義，遠比成為一條軟膏要遠大得多。

當賽格爾博士突然得轉到紐澤西工作時，由於捨不得摧毀這些樣品，他將一些雷帕黴素裝入小瓶，用塑膠袋包裹，帶回家放入冷凍庫，置於冰淇淋旁邊，並寫上「勿食」的標籤。直到 1987 年，他的公司被買斷，賽格爾博士才恢復研究雷帕黴素的工作。然而，抗黴菌的性質，最終成為雷帕黴素一個最不重要的特性。

雷帕黴素有抑制人類免疫系統的效用，因此可作為治療皮膚炎及器官移植的抗排斥藥物。到了 1999 年，雷帕黴素成為肝臟與腎臟移植患者的常規藥物。但此時，科學家發現了一些奇怪的現象。大部分的免疫抑制劑會增加罹癌的機率，雷帕黴素卻不會，反而會降低罹癌機率，也可以抑制已存在的腫瘤。當然，這在癌症研究上是個嶄新的突破。[2] 將雷帕黴素的衍生物用在多囊腎臟性腎臟病上，也可以抑制囊腫的生長。更誘人的是，雷帕黴素或許擁有更強大的力量——延長壽命。神話一般的青春之泉，會存在於復活島摩艾石像永恆的凝視中嗎？這不是一部科幻小說，而是真實且存在，令人感到興奮的科學故事。

雷帕黴素是如何作用的？

雷帕黴素被發現後的數十年間，它在人體中的作用依舊是個謎。有雷帕黴素在手中，科學家可以尋找細胞內與此藥物作用的標靶。如同歸航燈塔，雷帕黴素引導科學家直搗一個前所未知的生化路徑，名為**哺乳動物雷帕黴素靶蛋白**（**mammalian** target of rapamycin, mTOR）。這是非常驚人、堪稱前所未有的發現，有如發現新大陸一般。數千年來，醫學科學不知何故，總是與這個基本的生物系統失之交臂。這個營養素感測路徑對生命而言是如此基本與重要，因此被保留在生物的體內，從酵母菌至人類均無例外。就演化角度而言，這個生化路徑非常古老，甚至比胰島素還早。mTOR 路徑非常重要，不僅僅是哺乳類，而幾乎存在於所有生命體中。有鑑於此，學界便將之更名為**雷帕黴素機理靶蛋白**（**mechanistic** target of rapamycin, mTOR）。

營養素感測器，例如胰島素與 mTOR，透過將生長與可獲取的營養緊密連結，在動物的生存中扮演著重要的角色。想像一下，一顆落入土裡的種籽，在水分、陽光及溫度合適的情形下會萌芽生長；但若它落在紙袋裡，仍只會處於休眠的狀態。這樣一來，就能確保種籽不會在不恰當的環境下萌芽，導致無法生存。動物細胞也是如此。如果細胞無法獲得營養，它將不會、也不應該生長，而應該減緩生長速度，並盡量維持休眠狀態。營養素感測器在營養素與細胞生長之間扮演著一個重要的連結，如果營養素充足，胰島素與 mTOR 會上升，生長會增加；反之，如果營養素不足，胰島素與 mTOR 會下降，生長會減緩。生長需要依賴營養素，過多的生長或許無法延長壽命。

胰島素對於飲食中的碳水化合物與蛋白質具敏感性，然而 mTOR 大部分只能被蛋白質刺激誘發。mTOR 在細胞發電廠──粒線體的健康上，扮演關鍵的角色。如同粒線體的自噬作用，低濃度的 mTOR 會刺激粒線體自噬作用，老舊的粒線體會被計畫性地分解。一旦重新獲得營養素，新的粒線體就會再被製造出來。這個更新的循環，能確保細胞無論是在營養充足或營養缺乏的情況之下，均能維持最大效率──這是關於長壽與健康老化一個重要的部分。

mTOR 對生長調控非常重要，包含兩個路徑：複合體 1（mTORC1）及複合體 2（mTORC2）。細菌會分泌雷帕黴素來對抗黴菌，抑制 mTOR 可減少黴菌生長的路徑，使其進入休眠狀態。mTOR 用在人類身上可減緩生長，或許也可預防某些特定癌症，mTOR 因此成為一個有效的癌症治療藥物。將之應用在免疫系統，阻斷 mTOR 可以延緩免疫細胞（B 細胞及 T 細胞）的生長，成為免疫抑制劑。應用在多囊性腎臟病時，阻斷 mTOR 可以減少新的囊泡產生。雷帕黴素或許也可以治療愛滋病毒的感染、乾癬、多發性硬化症以及帕金森氏症。[3]

這些疾病都與老化相關，我們可以從中得出一個令人興奮的推論：雷帕黴素或許是目前最有潛力的抗老藥物。藉由減緩 mTOR 的生長路徑，不只可以預防與老化相關的疾病，還可以延緩老化本身——較少的生長等同較多的壽命。但是這會不會太過樂觀了？

▌老化的解藥

1840 年起，工業革命使各國人口的預期壽命均穩定增加，已開發國家尤甚。這個結果導致老年人口快速增加，預估到 2050 年會成長至 2 倍。[4] 老化人口增加，伴隨而來的是老化相關疾病的上升，包含癌症、心血管疾病、第二型糖尿病、骨質疏鬆以及阿茲海默症。[5] 雖然缺乏活動與抽菸是危險因子，但年齡增加才是最大的危機所在，[6] 這是顯而易見的道理。許多青少年抽菸又不運動，但是幾乎不會得到心臟病；反而是許多 75 歲以上的長者，既不抽菸也有規律運動，卻仍罹患心臟病。要想預防這一類的疾病，就必須與減緩老化同步進行。

雷帕黴素的發現，為長生不老藥的夢想帶來嶄新的希望。雖然缺乏人類研究，在動物實驗中，雷帕黴素可以延長壽命，預防與老化相關的疾病。第一個突破發生在 2006 年，學者發現給予酵母菌雷帕黴素之後，能使其壽命延長至 2 倍。[7] 接著，學者在秀麗隱桿線蟲實驗[8] 中也發現，雷帕黴素可延長其 20% 的壽命；果蠅則可延長 10%。[9]

經餵食雷帕黴素的小鼠，可以延長 9% 至 14% 壽命；[10] 這是首見藥物可延長哺乳類壽命的情況，顯然對人類別具意義；在此之前，如欲延長齧齒類的壽命，只能透過嚴格的卡路里限制。有趣的是，無論小鼠何時開始接受藥物，9 個月大（相當於人類的 35 歲）或 20 個月大（相當於人類的 65 歲），[11] 都能有所作用。更精確地說，增加 10％的壽命，相當於人類的 7 到 8 年。

　　雷帕黴素可改善中年犬 [12]、狨屬 [13] 及小鼠的心臟功能。在小鼠實驗中，雷帕黴素可藉由增加神經自噬作用，阻斷阿茲海默症的進程。[14] 小鼠於早期接受雷帕黴素，可以預防老化相關的學習與記憶缺失，[15] 給予年老及肥胖的小鼠雷帕黴素，可以減少食欲及體脂肪。[16] 其他動物研究證實的效益包含預防與老化相關的視網膜病變（西方國家最常造成失明的原因）[17]，並改善憂鬱、焦慮及自體免疫疾患。[18]

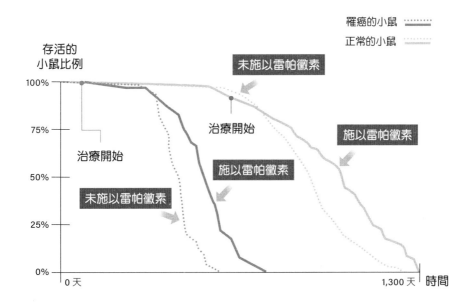

圖 3.1　雷帕黴素對於小鼠壽命的效應

　　但是雷帕黴素在人類身上的效應呢？這就會複雜一些。所有的藥物都有副作用，雷帕黴素也不例外。抑制免疫系統會增加感染的風險，生長抑制或許會造成肺毒性、口角潰瘍、糖尿病及頭髮脫落。[19] 服用雷帕黴素的結果，或許可以延長壽命，但也可能因為感染而減短壽命。[20] 最理想的劑量及服用療程仍然未知，因為大部分的人體試驗，都是在特殊疾病的條件下進行，例如癌症、移植後或多囊性腎臟。另一方面，長期服用雷帕黴素或許會導致代謝方面的副作用。[21]

　　長期使用雷帕黴素會導致胰島素阻抗，並使膽固醇及三酸甘油酯上升。[22] 但是間歇性使用雷帕黴素，或許可以降低發生副作用的機率，有助理解藥物的完整作用潛能。短期使用雷帕黴素作間歇性治療，仍然可以延長壽命及減少疾病。[23]

　　我們可由每 5 天一次的療程，發現雷帕黴素雖對免疫細胞（T 細胞）有顯著的影響，但是不會影響葡萄糖耐受性。[24] 間歇而非持續性地阻斷 mTOR，似乎就是關鍵所在，因為我們天生的飲食方式即存在著飽食與飢餓的交替狀態，胰島素與 mTOR 的濃度，應該要有週期性的交替循環，而非持續維持在高點或低點。唯有在生長與長壽間取得一個平衡，才能達到我們所謂最理想的健康狀態。

　　想延長壽命，低劑量的雷帕黴素或許會更有成效。隨著年齡增加，mTOR 或許會過度活化，過度驅動生長，而非維持的路徑；將 mTOR 功能往下調降，或許對器官及免疫系統有所幫助。[25] 孩童及年輕時期，mTOR 濃度較高是正常的，因為在此階段，生長發育比長壽更為重要。

　　營養素感測器 AMPK，與胰島素和 mTOR 作用相反，如同翹翹板的兩端（見圖 3.2 及 3.3）。如果營養素是可獲得的，胰島素、mTOR 與類胰島素生長因子均會升高，AMPK 則會下降，反之亦然。當細胞

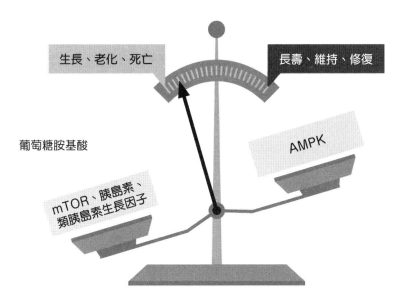

圖 3.2　高營養狀態下

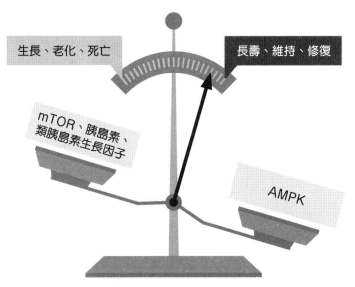

圖 3.3　低營養狀態下

的能量較少時，將偏向維持、修復及存活。健康則取決於兩者之間的平衡，有時我們需要生長，而有時則需要維持及修復；因此最理想的情形是固定循環這些不同的狀態，利用斷食較容易達到此效果。此外，某些特定的藥物及食物，也會影響這些物質的濃度。

間歇性斷食，意即在某段特定的時間裡限制卡路里的攝取，例如在一天的 8 個小時內進食，其餘的 16 小時則維持斷食。此一模式可讓身體自然處於營養素的高低循環，或許能將生長與長壽的效果最大化。早在 1940 年代，我們就已經知道間歇性斷食能讓大鼠存活更久。[26]然而，在最近的人體試驗中也發現，間歇性斷食可增加粒線體蛋白（SIRT1 及 SIRT3）生成，進而對抗氧化壓力，促進長壽。

總的來說，為了避開雷帕黴素的副作用，而能延緩老化及減少老化相關疾病，我們需要用其他更為自然的方式——例如飲食——來阻斷 mTOR 路徑；更精確地說，應當要針對能刺激 mTOR 的物質——飲食蛋白質，進行更多的討論。

蛋白質限制、類胰島素生長因子與 mTOR 之間的關係

1960 年代開始，相關研究就已將研究焦點由食物本身，轉向食物中的**營養素**，其中的三個主要成分分別為蛋白質、脂肪及碳水化合物。減少飲食中的脂肪與膽固醇可預防心臟病，是一個重要的公眾健康訊息。這個說法似乎有些過於斷章取義，目前已經有許多研究證實，飽和脂肪與膽固醇造成心臟病的風險是微乎其微。[27]美國飲食指南曾建議人們攝取更多的碳水化合物，例如白麵包及義大利麵；但到了 1970 年代，

肥胖流行病開始發生，40 年之後的現在，此一現象仍持續加速中；根據近年統計，有將近 70％的美國人過重或肥胖。許多研究都陷入了探討脂肪與碳水化合物攝取量的陷阱，卻忘了蛋白質才是一切的關鍵。我們該攝取多一點或少一點的蛋白質？多少算過多？多少算不足？哪一種蛋白質最好？這些對健康而言，都是相當重要的議題。

身體大部分的組織系統，例如骨骼肌、骨骼、器官等，都是由蛋白質所組成，調控身體生化反應的酵素及荷爾蒙也是蛋白質。人體中所含的蛋白質種類，粗估約有 25 萬至 100 萬。[28] 蛋白質最基本的建構單位為**胺基酸**，大部分從我們的飲食而來。身體消化及吸收蛋白質，轉變為胺基酸，接著再重組這些胺基酸，成為建構身體健康功能的蛋白質。

每一個蛋白質都是由特殊胺基酸序列所組成，各自擁有不同的功能及構造。人體內數千種蛋白質只由 20 種胺基酸所組成，道理如同 26 個英文字母可以組成百萬個不同的語詞一般。

在這 20 種胺基酸中，其中有 11 種為非必需胺基酸，可由人體自行合成；另外 9 種則稱為必需胺基酸，只能靠食物獲取。這當中若有任何一種的必需胺基酸缺乏，會迫使人體分解自己的蛋白質，以獲取所需的氨基酸；長期的缺乏會導致疾病或死亡。身體的胺基酸存量極少，所以必須要攝取適量的必需胺基酸。如果攝取過多的胺基酸，身體將會藉由**糖質新生**（gluconeogenesis）的過程，將之轉換為葡萄糖，作為身體的能量供給。攝取適量的蛋白質，對於維持肌肉的質量是必需的。在西方國家，長者容易發生過多肌肉流失的情形，正是我們所稱的肌少症（sarcopenia）。肌力的流失可能會使高齡者成跌倒、骨折，以及失去日常生活能力，最後必須入住機構。過度的蛋白質缺乏，會導致**惡性營養不良症**（kwashiorkor），病徵為肚子很大，四肢很纖細。然而，蛋

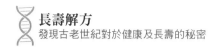

白質攝取過量的問題卻常被忽略，關於這點，我們稍後會探討。

蛋白質充足的動物食材（肉類與雞蛋），與碳水化合物（麵包與米飯）相較，非常昂貴。富裕的西方國家，似乎傾向攝取較多的蛋白質，且有過度攝取的風險。植物性蛋白質與動物性蛋白質的差異在於胺基酸的組成，對於健康與疾病影響甚深。生命不同階段對蛋白質的需求均不同，攝取微量蛋白質可延緩老化、對抗疾病與增加力量。

美國政府的蛋白質每日建議攝取量是每公斤體重 0.8 公克，這被視為是極小值；至少有一半的美國人攝取量超過每公斤體重 1.34 公克。素食者的蛋白質攝取量通常較少，平均是每公斤體重 0.75 公克，類胰島素生長因子也較低。這也再次證實較低的類胰島素生長因子分泌是件好事，因為類胰島素生長因子會刺激生長，而減少壽命。雖然是如此命名，但卡路里限制的好處，或許並非取決於卡路里攝取量的多寡；[29] 僅限制蛋白質而不降低卡路里攝取，也可以促進健康，延長壽命。[30]

蛋白質限制可以減少類胰島素生長因子與 mTOR，或許這才是卡路里限制主要的好處所在。[31] 限制卡路里而非限制蛋白質，無法降低類胰島素生長因子，這種荷爾蒙會刺激生長，而非長壽。降低蛋白質攝取即能降低 25％類胰島素生長因子的生成，可說是一種能抗癌症與老化的飲食介入。[32] 但是，需要攝取多少的蛋白質則取決於我們的狀態；運動員較一般人需要更多的蛋白質，減少太多蛋白質或許是有害的。關鍵在於找到蛋白質攝取量的平衡點，這將在第 6 章有所討論。

其他減少 mTOR 的方式

除了飲食之外，也有其他方式可以降低 mTOR。阿斯匹靈、薑黃素，以及綠茶萃取物，可能都是 mTOR 的抑制劑，能夠延展壽命。EGCG 則存在綠茶中，或許有對抗癌症、減重及減脂的效果。[33] 多酚類是存在食物中的天然抗氧化物，可以針對 mTOR 與 AMPK 路徑延緩老化。[34] 多香果（allspice）、朱槿、薑黃素及石榴都含有豐富多酚，藉由抑制 mTOR，[35] 或許也可以抑制癌症。從紅酒中萃取出的多酚類——白藜蘆醇，是最早引發科學界興趣的成分。[36] 然而，白藜蘆醇萃取物的實驗結果卻與假說不符，令人沮喪。糖尿病治療藥物二甲雙胍（Metformin）是由人類已使用數百年的草藥所提取而來，可以降低血糖與胰島素，或許與其可刺激 AMPK，抑制 mTOR 的機制有關；[37] 這也是為何二甲雙胍和雷帕黴素一樣，可降低罹患癌症的風險。[38] 其中最引人注目的，莫過於服用二甲雙胍的糖尿病患者，似乎比非糖尿病患者來得長壽。[39]

生長與長壽

快速生長能讓動物更快成熟，擁有後代，進而將基因傳播到下一代。高度生長提升了動物繁衍的機率，但也會增加老化的速度。對基因而言，老化是快是慢都無所謂，因為老化與死亡通常都是繁衍之後很久的事了。如果動物有了後代，即便個體死亡，基因仍可以傳遞下去。演化需要持續的汰舊換新，長壽卻會阻礙此目的，有時甚至被認為是違反自然的。基因乃是藉由年老個體死亡，再於其後代身上自我更新，從而回春。

　　為延緩老化，我們需要對抗潛在的演化傳承。在生長與長壽之間的戰爭，除了營養素感測器之外，還需要考慮生長荷爾蒙與類胰島素生長因子。在未知生長與長壽的概念之前，已經有一些科學家提出很棒的看法：由於生長荷爾蒙的基因已經被定序，因此有可能藉由重組 DNA 的方式製造人類的生長荷爾蒙。在此觀點出現之前，為了治療相對罕見的生長荷爾蒙不足疾病，只能將人類屍體的腦下垂體磨碎，從中提煉生長荷爾蒙。這個過程非常困難、昂貴，且較難為人所接受。現在，製造高純度的生長荷爾蒙非常簡單，在長者身上，或許可以用於抗老，使身體回春。1990 年的研究中顯示，在老年人身上注射生長荷爾蒙，能減少體脂肪、增加肌肉，改善能量及性慾。[40]

　　這聽起來似乎很好，但是也存在著缺點：這一針會促進癌症、心臟衰竭及糖尿病的發生，證明生長荷爾蒙會強力地促進老化。過多的生長荷爾蒙，會導致人體持續生長及早期死亡，這也正是生長與長壽之間的角力關係。

　　生長荷爾蒙是主要刺激類胰島素生長因子的物質。兩者在孩童與青少年身上，均存在著很高的濃度，在成年及老年之後會減少，反映出不同生命階段的特性。對孩童及青少年而言，生長最為重要，因此生長荷爾蒙與類胰島素生長因子均會維持在高濃度；在生命晚年，高濃度的荷爾蒙對長壽卻是有害的。

　　然而，有趣的是，生長荷爾蒙在斷食期間會顯著上升。這是真的嗎？為何身體要在沒有營養素時增加生長荷爾蒙？斷食期間，生長荷爾蒙之所以增加，是因為斷食會引發生長荷爾蒙的阻抗性。這是由於纖維母細胞生長因子 21（FGF-21）活化所造成，減少類胰島素生長因子以及增加肝臟表現類胰島素生長因子結合蛋白，會使生長荷爾蒙的訊息傳遞模糊化。[41] 因此，斷食期間生長荷爾蒙的濃度雖然較高，實際上卻會產生較少的生長與較多的修復。飲食蛋白質會同時增加長荷爾蒙與類胰島素生長因子，對人體是有益或有害，需要依據不同的生命階段做判斷。當我們年輕時，蛋白質會幫助我們成熟，確保所有系統的健康與強壯，使我們可以受孕、哺育及照顧下一代。但對成年人而言，過多的蛋白質或許會誘發癌症、心臟病及其他老化相關疾病。站在這一個新的觀點思考，許多影響成年人的疾病，或許是過多的生長。

例如，血管粥狀硬化是一個血管逐漸硬化的過程，會導致心臟病和中風。這些疾病的成因，起初被認為是與膽固醇阻塞血管有關，但目前已知其實是因血管平滑肌增生與發炎而阻塞血管所致。血管生長過量會導致阻塞；癌症是因細胞不受控制，產生過多的生長；肥胖與其他相關的代謝症候群，則是生長過多的疾病。

要駕馭這一個「生長過量」的流行病世代，須仰賴減少生長的路徑。關鍵在於卡路里限制所帶來的抗老化及抗疾病的益處，以及適合生命階段與生活型態的的飲食蛋白質。

一切歸因於蛋白質

長壽不只與卡路里的攝取息息相關，[42] 蛋白質限制在減緩生長，延長壽命的層次上，也扮演著重要的角色。[43] 操控飲食中蛋白質的攝取量，或許會比卡路里限制或是斷食容易，但是具有相似的效果。[44] 早在1930 年代，動物實驗就已顯示蛋白質限制可以使壽命延長至 2 倍，[45] 飲食中只含 5％蛋白質的小鼠活得最久，癌症的罹患率最低，[46] 膽固醇也較低。[47] 甲硫胺酸（Methionine）是一種特殊的必需胺基酸，或許是關鍵所在。[48] 以植物為主的飲食，不只蛋白質含量較低，通常也含有較低的甲硫胺酸。

低蛋白質飲食或許可減少人類罹癌率與死亡率。[49] 特別設計飲食模式，尤其是蛋白質的攝取控制，可以減緩罹病率並促進長壽。長壽的關鍵或許已掌握在你手中，而非遙遠土地上的神祕果實。這與嚴格的低卡路里飲食無關，重點在於攝取理想質量的蛋白質。

基因偏好持續的更新而非長壽。

老化是我們可以更新的程式嗎？

　　主導生長的程式 mTOR，並不會在我們老化時奇蹟似地關閉，反而會同時驅動老化。生長與長壽間的矛盾，意味著 mTOR 在生命早期是生長必需的要素，但過量時或許會導致早期死亡。話雖如此，仍有某些方式可以重新編碼我們的細胞，使其緩慢老化。[50] 或許我們所要做的，只是更新軟體。

第 **4** 章

蛋白質

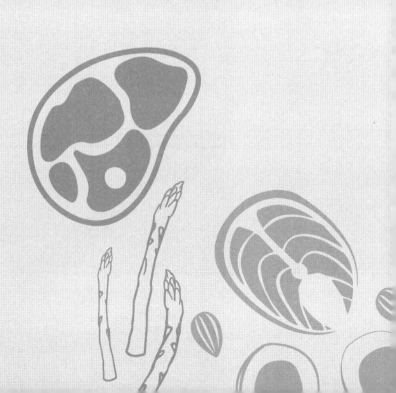

限制飲食蛋白或許可以促進長壽，但是如果太過度，可能會抑制正常生長，造成營養不良。蛋白質缺乏的成因，可能是純粹攝取不足，也可能是由於食物短缺所造成的營養不良。後者會同時導致蛋白質和脂肪的缺乏，而產生消瘦症（Marasmus）。人們會失去體脂肪變得骨瘦如柴，肌肉萎縮。另一種情形則可能發生在卡路里的攝取雖足夠，蛋白質的攝入量卻非常少時。

　　上述情形通常發生在撒哈拉沙漠周圍，戰亂頻仍的非洲國家孩童身上。他們大多依賴食物補給，接收許多精緻碳水化合物（較便宜），而幾乎沒有蛋白質（較昂貴）。西方國家所捐獻的糧食通常都是精緻碳水化合物（糖、麵粉、白米、玉米），比蛋白質便宜很多，最重要的是，它們在長途運送中不須冷藏。在 1970 及 1980 年代，就發生了許多單獨蛋白質缺乏的情形，稱為惡性營養不良症。這些非洲的孩童，有著腫脹的腳掌及消瘦的四肢（因為肌肉萎縮），頭髮脫落、免疫功能不良，以及腫大的脂肪肝（因為攝入過多碳水化合物）。

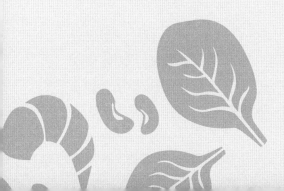

　　惡性營養不良症通常會對孩童產生較多影響，因為對嬰兒及幼童而言，蛋白質對於適當的生長發育是相當重要的。成年人可以分解體內的蛋白質，回收胺基酸使用，但是孩童需要攝取足夠的蛋白質，以供生長所需。在已開發國家，惡性營養不良症幾乎是不存在的，因此我們很少看到嚴重蛋白質缺乏的情況。

　　對中年人而言，生長已非其所需，且可能對長壽有害。攝取較少的蛋白質與減少類胰島素生長因子有關，在 65 歲以下的年長者身上，能減少罹癌率與整體的死亡率；然而，這些好處在 65 歲以上的高齡者身上並不顯著。[1]

　　當我們的年齡增加（尤其是超過 65 歲時），攝取過少的蛋白質是有害的，因為肌肉通常會隨著時間流逝。人體所有的組織中，肌肉燃燒的能量最多。肌肉的消耗或萎縮，可能在 30 歲便開始發生；平均而言，人體每 10 年就會流失 10 ％的肌肉，通常到了 80 歲，就會流失約一半的肌肉量（見圖 4.1）。肌肉流失，便是所謂的**肌少症**（sarcopenia），會造成可怕的後果，包含無法執行日常生活活動，例如從椅子上起身，或是持續站立。缺乏運動可能是肌少症的重要成因之一；研究傳統社會較活躍的生活型態，可以發現當時的人們維持較多的肌肉質量與力量。在西方國家，隨著年齡增長，人類傾向久坐不動的生活型態；但由於**合成代謝阻抗**（anabolic resistance）影響，或許反而會需要更多蛋白質。

　　合成代謝阻抗意味著身體雖攝取了足夠的蛋白質與特定的胺基酸白胺酸，與年輕人相比，長者的肌肉生長（即合成代謝）卻較少。大部分的身體組織，包含肌肉與骨骼，都時時處在一個持續分解與修復的狀態。例如，**破骨細胞**（osteoclasts）會分解骨骼組織，**成骨細胞**（osteoblasts）則可以形成新的骨骼組織。有時候，這個更新的過程會緩慢循環，但有時卻可以被加速，例如斷食期間。

　　斷食可以減少胰島素與 mTOR，活化蛋白質的分解。當身體有一些胺基酸存在血流中，以及在進食的情形下，生長荷爾蒙的濃度會上升，幫助重建流失的肌肉。如果你有健身習慣，重建的肌肉會變得更強壯，可以承受更多的重量。我們應該強調這個更新的循環僅會影響少量的肌肉，而不會有肌肉大流失的危機；如有少部分流失，也只發生在較短的間歇性斷食期間（如 24 小時內）。此一更新循環與自噬作用相似，而自噬作用會涉及細胞內的胞器與粒線體。合成代謝阻抗對高齡者而言，意味著在肌肉分解與生長的循環中，攝取更多的蛋白質是必需的。攝取較多的蛋白質，可以幫助長者克服這個現象。

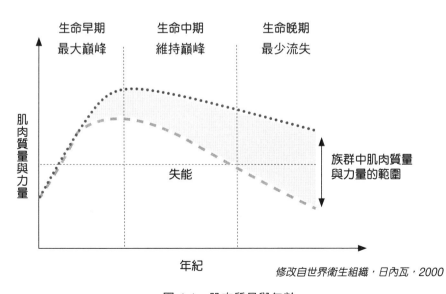

修改自世界衛生組織，日內瓦，2000

圖 4.1　肌肉質量與年齡

　　卡路里限制與蛋白質限制不相同。1993 年，卡路里限制學會成立，成員希望藉由刻意的卡路里限制，達到長壽的效果；但是他們並沒有遵守蛋白質限制。科學家發現，他們的蛋白質攝取量高達每公斤體重 1.7 公克，相較之下，典型西方人只攝取每公斤體重 1.2 公克的蛋白質，而素食者僅攝取每公斤體重 0.8 公克的蛋白質。卡路里限制學會成員所減少的類胰島素生長因子，與一般傳統的西方飲食者並沒有太大差異 [2]；只有素食者顯現出較低的減少類胰島素生長因子濃度。但當學會中某些成員將蛋白質的攝入量減少至每公斤體重 0.95 公克時，類胰島素生長因子就降低至 22％，只比素食者高一些。即使是施行卡路里限制，蛋白質攝取量對於類胰島素生長因子的濃度仍非常重要。實驗中，素食者與學會成員相比，雖攝取了較多的熱量，但是蛋白質較少；此外，他們也只攝取植物性蛋白。由此可見，如果想要降低類胰島素生長因子的濃度，蛋白質限制比卡路里限制來的重要。

　　雖然減少類胰島素生長因子的濃度與攝取較低的蛋白質具相關性，但是類胰島素生長因子濃度與長壽之間的關係並未被證實。然而，第 2 章所提及的萊倫氏侏儒症候群卻是一個重要的例子，可以推證較低濃度的類胰島素生長因子，與癌症及其他老化疾病相關。

老化與胺基酸

蛋白質是由一個個的胺基酸所構成，其中某些較特殊的胺基酸種類，值得我們進行更進一步的討論。

半胱氨酸

半胱氨酸（cysteine）是非必需胺基酸，對於谷胱甘肽（glutathione，為體內的抗氧化物質）的形成非常重要。谷胱甘肽會隨年齡增加而減少，當體內的谷胱甘肽耗盡，就會導致身體對抗氧化壓力的能力下降；攝取較多的半胱胺酸，有助解決這個問題。由於老化與氧化壓力的密切關係，某些科學家便認定老化是因為「半胱胺酸缺乏症候群」所造成的，只要攝取適量的半胱胺酸，便不會繼續老化。半胱胺酸存在高蛋白的食物中，例如肉類、乳製品、洋蔥、花椰菜、球芽甘藍及麥片。

白胺酸

白胺酸（leucine）在肌肉生長與自噬作用中，是很重要的訊息傳遞分子。白胺酸、異白胺酸（lsoleucine）及纈安酸（valine）均為大家所熟知的支鏈胺基酸，這三個支鏈胺基酸都是必需胺基酸，對於建構肌肉非常重要。

在某些情況下，這些支鏈胺基酸顯得特別重要，例如生長時期。健身者常攝取乳清蛋白，裡面含有大量的白胺酸；燒傷患者會流失許多蛋白質，補充白胺酸對組織的生長而言，是一個有效的方法。[3]乳清蛋白因會對 mTOR 產生作用，對年長者及病患均十分有益，可以促進生長。

甲硫氨酸

甲硫胺酸（methionine）為 9 種必需胺基酸的其中一種。嚴格限制甲硫胺酸攝取而不限制卡路里，在某些物種，例如果蠅及小鼠身上，延長壽命的效果驚人。[4] 限制甲硫胺酸飲食的動物，體脂肪較低，胰島素敏感性與代謝也較佳。甲硫胺酸存在於肉類、雞蛋、魚類、某些堅果、種籽及麥片穀類中；水果與蔬菜中含有纖維素，但即使是蛋白質含量較高的種類，甲硫胺酸所含的比例仍相對較少。這提供誘人的可能性，亦即改變飲食可以延長人類壽命。然而，因為甲硫胺酸為人體的必需胺基酸，不可能完全從飲食中移除（必須記住，必需胺基酸是身體無法自行合成的）。

甘氨酸

甘胺酸（glycine）是最重要的非必需胺基酸。占了總人體胺基酸的 11.5%，為許多蛋白質的主要原料，例如肌酸酐（肌肉中）、谷胱甘肽（一種抗氧化物）及血紅素（血液中）。甘胺酸補充品非常特別，動物實驗的結果顯示[5]，它似乎可以幫助身體對抗飲食中的果糖。一般美國人每年攝取約 50 磅的果糖，甘胺酸補充品能提供有效的保護。甘胺酸對皮膚及關節也相當重要。果凍類甜點所使用的明膠，含有豐富的甘胺酸，其製作方式是燉煮牛或豬的骨頭及皮膚。大骨湯是補充甘胺酸很好的飲食來源。雖然這是一個普遍的迷思，但馬皮並沒有足夠的膠原蛋白（骨骼間的結締組織），因此無法製作明膠。在亞洲，富含甘胺酸的腱子肉，是昂貴的美食。

甲硫胺酸會藉由減少吸收與增加排出的方式，降低甘胺酸的濃度；因此，降低甲硫胺酸所帶來的好處，某部分可能是由於甘胺酸的濃度增加。甘胺酸可能能夠藉由改變胺基酸的代謝，模擬甲硫胺酸限制的狀態；增加飲食中的甘胺酸含量，或許就是一個限制甲硫胺酸的簡單方式，有助延長生命。我們需要攝取足夠的蛋白質來維持健康，但多少蛋白質是太少？多少蛋白質是太多？這是個大哉問。

▓多少蛋白質是太少？

據美國國家科學院建議，每日的蛋白質攝取量為每公斤體重 0.8 公克。男性平均每天需攝取 56 公克的蛋白質，女性則是 46 公克。這並非指食用 46 至 56 公克的肉類，因為蛋白質約占肉類總重的 16％ 至 25％，須視肉類的種類與肥瘦程度而定。如果你食用 56 公克的牛排，並不等同於攝取 56 公克的蛋白質，而是約需攝取肉類重量的 6 倍，才能抵銷牛排內非蛋白質的成分。而美國國家科學院建議的每日攝取量，又是如何得知的？

假設你並非處於減重或增重時期，可以將每日所需的蛋白質量視為每日的流失量，蛋白質的流失可以藉由檢測尿液或糞便中所流失的氮來計算。碳水化合物與脂肪的主要成分是碳與氫，蛋白質則是身體中氮成分的主要來源。1985 年，世界衛生組織發現，人體每日的氮流失量約為每公斤體重 0.61 公克，所以人類當然須透過每日飲食來補充流失的蛋白質。這個平均值是為一般的健康人所設，不適用於肌肉流失或生病的患者。

為建立一個標準範圍，以預防蛋白質缺乏，世界衛生組織遂將每日的基本流失量增加 25％，訂定出每公斤體重每日所需的蛋白質攝取量。根據原先的計算標準，97.5％的健康族群每日所須攝取的蛋白質少於每公斤體重 0.8 公克。這並非一個低標，而是一個非常高的攝取標準，而且這個標準的假設前提，**是攝取過多的蛋白質並不會發生危險**。

即使標準已放得如此寬鬆，男性平均也只需攝取 56 公克，女性則只需 46 公克。根據美國農業部於 1985 年所公布的參考資料，美國人每日所攝取的熱量，約有 14％至 18％來自蛋白質，故可推得男性每日平均的蛋白質攝取量高達 90 至 110 公克，女性則為 70 公克。美國是世界上最富有的國家之一，蛋白質的攝取量較全球其他國家更高，男性平均超出標準 2 倍以上；何況這個基本的建議攝取量，本來就已經比身體所需要的多。這種情形日復一日，年復一年。

此外，成年人每日都會分解及再合成體內的蛋白質，老舊的蛋白質被分解，胺基酸被再吸收，進而建構新的蛋白質，其總轉換率比我們每日攝取的氨基酸總量還多。某些胺基酸在轉換的過程中會自糞便及尿液流失，蛋白質的攝取量極低時，糞便與尿液中流失的氮濃度也會降到非常低。這也可以解釋為何生活在薩哈拉沙漠周圍的成年人類族群不會得到惡性營養不良症，因為身體會再回收體內的胺基酸，建構新的蛋白質。因此，維持身體健康最所需的蛋白質最低限度目前雖仍未知，但或許遠比每公斤體重 0.61 公克還低。

蛋白質攝取量的基準，最好依照非脂肪組織的重量計算，因為脂肪組織幾乎不需要蛋白質維持。某些線上的體脂肪計算器可以依據性別、體重及腰圍，對於非脂肪體重提出合理的預估。[6] 假設一個人體重為 200 磅，有 25％的體脂肪，以及 75％的非脂肪組織，則非脂肪組織的總重量計算為：

$$200 \times 磅\ 0.75 = 150\ 磅（68\ 公斤）$$

如果這個人每天攝取 68 公克蛋白質，其每日平均蛋白質攝取量，就會是每公斤體重 1 公克。每日攝取建議會因個人或蛋白質種類而異。動物性蛋白質是較容易消化，且較為完整的蛋白質，因此我們的需求可能不高；我們需要較多的植物性蛋白（大豆或豆類），因為具有較低的可吸收性（身體可用率）。

綜上所述，你還覺得自己應該擔心蛋白質缺乏嗎？一點都不需要。在美國，每人每日的平均攝取量是建議量的 2 倍，要是美國這樣的地方都開始出現惡性營養不良症，我們才應該擔心呢。由此可見，這些結論將引導我們探討一些完全相反的問題。

多少蛋白質是太多？

超過身體維持結構組織（例如肌肉）所需的過量蛋白質，會被代謝為能量，或是儲存為肝醣及脂肪。和過量的碳水化合物或糖類一樣，過多的蛋白質或許也會導致代謝問題，例如肥胖和第二型糖尿病。低碳飲食或許可以驅動身體優先將脂肪轉換為能源，以解決諸如胰島素阻抗與肥胖之類的問題；低蛋白質飲食或許也有這方面的好處。7

一個人到底需要多少的蛋白質，完全取決於其所處的狀態。對有健身習慣的人而言，他們需要攝取更多的蛋白質，以維持肌肉的生長。孕哺期的女性，以及成長中的兒童，通常也需要較多的蛋白質。

但若想減輕體重，那麼就得減少蛋白質的攝取 —— 攝取量得少於每公斤體重 0.61 公克。過重與肥胖者，不只是體脂肪較高，其體內的蛋白質含量，也比一般體態精瘦的人多出 20% 至 50%。不同部位的蛋白質流失，例如皮膚、結締組織、微血管及血管等等，都必定伴隨脂肪的流失。我們常會聽到肥胖患者的體重顯著下降之後，必須仰賴外科醫師移除 20 至 30 磅的多餘皮膚與組織。沒錯，那就是所有需要被分解的蛋白質（它們應當被燃燒，而非替換）。

有些人會爭論道：蛋白質就是組成肌肉的要素。嗯，攝取大量蛋白質，但不運動，會長肌肉？沒錯，這根本是痴人說夢。如果這個觀點正確，現在全世界就不會有肥胖大流行，取而代之的是肌肉流行病。美國人比世界上其他國家的人攝取更多的蛋白質，但是《時代》雜誌（*Times*）卻從不曾提出以下這個議題：「美國人太精壯了嗎？」雖然適量的蛋白質，對於維持健康是必要的，但是物極必反。卡路里限制的好處，某些是來自於較低的蛋白質攝取量，但也可能與攝取較少的精緻碳水化合物有關。然而，蛋白質過低，卻會導致肌少症與衰弱症，想要長壽，就得在這之間取得一個微妙的平衡。

由飲食中所攝取的蛋白質，會透過 mTOR 阻止自噬作用的發生，自噬作用也會隨著年齡增加而減少，並導致受損分子的累積。[8] 白胺酸幾乎存在於所有的蛋白質中，是自噬作用關鍵的調控角色。

白胺酸的作用是讓我們即便沒有減少太多的蛋白質攝取，仍可獲得自噬作用增加的好處（雖然要減少類胰島素生長因子，還是得減少總蛋白質攝取量）。減少進食頻率，例如一天一餐、規範特定的進食窗口（例如 8 小時），或許就能活化自噬作用，而無須透過限制卡路里或蛋白質總量。斷食時間較長時，蛋白質的攝取也低，透過更新免疫細胞能對抗老產生顯著的效果。[9] 其他模擬斷食狀態的飲食方法，或許也會有些效用。[10]

　　降低蛋白質的攝取量數小時或數天，能為人體帶來許多益處；減量期間結束後，再攝取正常的蛋白質量，則可以刺激肌肉更新。這個蛋白質循環系統可以預防肌肉流失、延長壽命。由這些生理原則來看，低碳水化合物及適量的蛋白質，可以產生某些與卡路里限制相同的益處。碳水化合物，特別是精緻碳水化合物，會刺激胰島素與 mTOR 關閉自噬作用。採取低碳、適量蛋白質的飲食時，可能需要增加多天然油脂的攝取量，但你無須感到害怕。膳食脂肪（dietary fat）不會刺激胰島素、mTOR 或類胰島素生長因子的分泌。一項早期研究的確證實，高脂肪、適量蛋白質與低碳水化合物可以顯著改善老化的生物指標，例如體重、瘦素、空腹血糖、胰島素及三酸甘油脂。[11] 此實驗所帶來的意外收穫，是讓每位受試者平均減少 8 公斤（17.6 磅）。特別限制飲食中的甲硫胺酸，可以減少其對粒線體的損害。受試者被規範每日僅能由飲食中攝取每公斤體重 1 公克的蛋白質；但針對有運動習慣的對象，則需增加至每日每公斤體重 1.25 公克。體重減輕，就能長壽？聽起來是一個好主意。

第 5 章

植物性與
動物性蛋白

多倫多大學教授暨暢銷書作者，喬登‧彼得森（Jordan B. Peterson），與他的女兒米凱拉‧彼得森*（Mikhaila Peterson），皆遵循全肉飲食，食用包括肉類、食鹽及其他食材。米哈伊拉被診斷出罹患幼年型類風濕性關節炎（juveniele rheumatoid arthritis）、憂鬱及原發性嗜睡症（idiopathic hypersomnia），但當她轉變為全肉飲食後，這些症狀都消失了。與全肉飲食者相反，素食者攝取全植物飲食。許多主流餐飲集團也在菜單上增加了素食的選項，包含無肉漢堡。知名的愛爾蘭黑啤酒健力士（Guinness），則停止兩百多年來在釀造過程中使用魚膀胱的傳統。根據英國《衛報》（Guardian）指出，我們正見證「素食者的增加勢不可擋：一個非主流的運動如何成為主流？」，不管是全素食或是全肉食者，都非常滿意自己的飲食型態。何者正確？哪一種蛋白質對健康最有利，是動物性或植物性蛋白？科學又告訴了我們什麼？

我們大多會將蛋白質一詞與動物性飲食連結。然而，蔬菜也含有數量不一的蛋白質。豆腐、鷹嘴豆、扁豆、豆類與小麥（麩質也是一種蛋白質）、堅果及種籽，都是植物蛋白的來源。除了酒癮患者，我們很少在北美洲看到嚴重的蛋白質缺乏，由此可見，飲食中含有大量植物，並不一定會造成蛋白質缺乏。造成蛋白質攝取不均的主要元凶，反而是過量的加工食品，如汽水、糖果、洋芋片，以及椒鹽捲餅。這些飲品及食物的組成多為碳水化合物與精製脂肪，例如植物油，蛋白質的含量通常極少。

*編注：米凱拉‧彼得森是加拿大知名部落客，在部落格上分享了自己的飲食計畫及訓練建議。她的 Instagram 現已有超過 8 萬名粉絲追蹤。

　　所有植物都含有蛋白質，因為它們必須透過蛋白質，以維持正常的結構與功能。動物所需的必需胺基酸，終歸都是由植物身上獲取，不論是直接食用，或是捕食其他以植物為食的動物。然而，植物性蛋白與動物性蛋白對於健康的影響，在許多層面上卻是大不相同的，特別是老化與餘命長短。

動物性蛋白質與植物性蛋白質的差異性

　　蛋白質這三個簡單的字，很難讓人想像其複雜程度——碳水化合物是糖分子所形成的鏈結物，有時是長鏈有時為短鏈，脂肪（三酸甘油脂）則由三個脂肪酸與一個甘油分子鏈結而成；然而，蛋白質卻可藉由不同數量及種類的胺基酸，構成任何大小、組成的蛋白質分子；小至二個胺基酸，大至數百個胺基酸，皆有可能。植物需要合成自己所需的胺基酸，而動物需要藉由攝取植物，來獲取牠們無法自行產生的必需胺基酸。除了極低的含量，人類通常不會貯存蛋白質或胺基酸。透過正常的蛋白質轉換過程，少量的氨基酸會出現在血液當中，老舊的組織被分解為胺基酸，由人體回收建構新的蛋白質。細胞可以持續被分解，重建成為新的年輕細胞，例如紅血球細胞在被分解更新前僅能存活 3 個月，而神經細胞的壽命通常能維持數十年，這也是為何一旦神經細胞受損，其修復非常緩慢。至於皮膚細胞，則是數日更新一次。

　　不論是來自於飲食，或者是被分解的組織，蛋白質的主要應用有兩個方面：

- 建造（或重建）組織。
- 燃燒會儲存作為能源使用（肝醣或體脂肪）。

　　由於存在人體內的蛋白質種類眾多，因此我們需要特定類型及數量的胺基酸用以合成。人體只儲存非常少量的胺基酸，故當我們有所需求時，就必須由外攝取正確的數量及比例。然而，這個系統似乎並不可靠，因為大自然不會寄信給我們，告知每日所需單白質的攝取清單；而且多數我們所想吃的食物（無論是植物或是動物），都不太方便。但在蛋白質更新過程中，大部分的氨基酸成分都可以回收，再用以構建新的蛋白質，因此我們不必僅通過飲食獲得所有的氨基酸。

　　對人類而言，某些種類的蛋白質較容易使用，這種性質稱為蛋白質生物價，其數值可從 0 高至 100。生物價 100 的蛋白質含有所有適量的必需胺基酸，可供人類使用。

　　雞蛋的生物價為 100，小麥中的麩質，生物價則為 64——這意味著如果攝取小麥，只能夠有效使用 64％的蛋白質。與動物性蛋白相比，植物性蛋白的生物價通常較低，因為以生物的角度而言，人類較接近動物。植物性蛋白與動物性蛋白的用途大不相同，例如植物是用其促進光合作用；此外，它們的生理結構也完全不同。植物的蛋白質含量及生物價雖普遍較低，但並不代表植物非良好的蛋白質來源。

　　素食者雖然只攝取植物性食品，卻少有蛋白質缺乏的情形。但是即便只是少量的缺乏，也會引起健康問題——蔬菜或許無法適量提供人類需要的所有蛋白質。例如飲食中缺乏菸鹼酸（維生素 B_3），可能會導致糙皮病（pellagra），造成妄想、腹瀉、黏膜發炎，皮膚脫皮及潰瘍。此疾病曾肆虐北美，因為當地只有玉米是穩定充足的食物來源，其他食物並不多。傳統部落會將玉米粒置於鹼性溶液（石灰水）中，有時則以木頭灰燼代替。這個方法可以去除黃麴毒素（一種在黴菌中發現的毒素），進而提高玉米中菸鹼酸的利用率。然而，當美國人開始接受玉米作為主食，卻沒有採取傳統方法處理玉米時，就造成了糙皮病的盛行，因為人體會使用色胺酸為原料來製造菸鹼酸。在已開發國家，糙皮病幾乎已是過去式。

蛋白質來源	生物價
分離乳清蛋白	100～159
濃縮乳清蛋白	104
全蛋	100
牛奶	91
蛋白	88
魚	83
牛肉	80
雞肉	79
酪蛋白	77
米飯	74
小麥	64
大豆	59
豆類	49
花生	43

生物價為在人體可被吸收的蛋白質

表 5.1　蛋白質來源及其生物價

　　大多數的動物蛋白，例如肉類、雞蛋、牛奶、起司，都被認為是完整的蛋白質，因為它們含有 9 種必需胺基酸。相反地，大部分的蔬菜均非完整的蛋白質來源，為獲取所有的必需胺基酸，通常必須攝取多種的蔬菜。典型的組合，如米飯與豆類，能提供身體健康所需的必需胺基酸。美國人所攝取的蛋白質來源，估計有 70％來自動物，30％來自植物。[2] 這是一個理想的組合嗎？想獲取健康的植物性蛋白，最佳的來源包括有機堅果——杏仁、榛果、腰果，這些都可以從有機食品商店購入。

動物性蛋白質

　　動物性蛋白質與植物性蛋白質的主要差別，在於胺基酸的組成。動物性蛋白含有較多的支鏈胺基酸（BCAAs），包括白胺酸、異白胺酸與纈胺酸，以及含硫的胺基酸、甲硫胺酸與半胱胺酸。健身者與運動員通常會攝取支鏈胺基酸補充品，以增加肌肉生長。這些胺基酸可以活化 mTOR，亦即細胞生長與老化的引擎，也可以增加類胰島素生長因子，對肌肉的組成十分有益。然而，如果你的目標是長壽，這些作用並不好，因為生長增加，就意味著較短的餘命。在接下來的幾個部分，我們會提及許多不同種類的動物性蛋白質，包含它們的優缺點。

乳清蛋白

　　在起司製作的過程中，凝乳（curd）會與液態的乳清分離，其所含的蛋白質稱為酪蛋白與乳清蛋白（whey）。牛乳中的乳清蛋白成分為 20％，人乳中卻含有高達 60％的乳清蛋白。乳清蛋白中含有蛋白質的混合物，例如乳球蛋白與乳白蛋白，可增強免疫系統與谷胱甘肽（一種

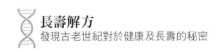
內生性抗氧化物）。乳清蛋白還具有抗病毒與抗腫瘤的效果。[3]

無裂解的乳清蛋白尚未經過高熱加工，與經過化學加工的乳清蛋白補給品相比，仍保存著原始的形狀。在小鼠的研究中顯示，無裂解的乳清蛋白，較已裂解者更能提高谷胱甘肽的濃度[4]，這個效應與癌症預防有關。[5] 無裂解的乳清蛋白也可以增強免疫作用。[6]

蛋白粉

乳清蛋白含有大量的含硫胺基酸半胱胺酸，是谷胱甘肽（內生性抗氧化物）生成效率關鍵的限制因素。乳清蛋白有改善氧化壓力的潛能，對年長者特別重要。某些營養補充品公司會製造特殊的負載蛋白產品，成分包含乳清蛋白、中鏈脂肪酸，以及有機益生纖維。這種補充品特別有益，因為它包含了全食物，而非單獨蛋白質。

半胱胺酸

糖尿病患者的谷胱甘肽濃度較低，而氧化壓力較高。半胱胺酸補充品，即 N—乙醯半胱氨酸（N-Acetylcysteine, NAC），可以恢復谷胱甘肽的濃度，並且降低氧化壓力。[7]

半胱胺酸補充品對於其他情形，例如雙極性情感疾患中的憂鬱[8]，成癮、強迫症與思覺失調[9]，或許也都有其效用。愛滋病病毒會造成體內的硫大量流失，將谷胱甘肽消耗殆盡，[10] 使用乳清蛋白可使愛滋病患者的體重增加，提升谷胱甘肽的濃度。[11]

除了乳清蛋白以外，非處方的半胱胺酸補充品也可增加半胱胺酸濃度，進而提升谷胱甘肽。半胱胺酸本身極易氧化，貯存不易，但是半胱胺酸補充品不易氧化，因此保存期限較長。在半胱胺酸補充品氧化的過程中，會釋放出半胱胺酸。半胱胺酸補充品具有安定的特性，價格不貴，甚至有證據顯示，它可以改善慢性肺阻塞與流感。[12]

老化被視為一種半胱胺酸缺乏症候群，乳清蛋白與半胱胺酸補充品皆可提供半胱胺酸，顯著改善氧化壓力與老化發炎。[13]

支鏈胺基酸

乳清蛋白含有豐富、易消化的支鏈胺基酸（BCCAs），主要為白胺酸，在健身族群中相當熱門，他們通常會在運動後攝取 20 公克的支鏈胺基酸。血液中上升的白胺酸，與其他蛋白質（例如酪蛋白或大豆蛋白）相比，更能刺激 mTOR，促進肌肉生長。刺激 mTOR 的分泌，或許能對肌少症（肌肉萎縮）與惡病質（病理性流失瘦肉與脂肪組織，常見於癌症患者）產生益處。[14]

乳清蛋白中的高濃度支鏈胺基酸，能克服與老化相關的合成代謝阻抗，也可用於治療肝硬化。[15] 在小鼠實驗中，支鏈胺基酸補充品有延長餘命的效果，或許是因為粒線體活性與肌肉質量增加的緣故。[16]

酪蛋白

扣除乳清蛋白，牛奶中其他 80％的蛋白質為**酪蛋白**（casein，拉丁文中指起司）。人乳中的酪蛋白比例則從 20％至 45％不等，端視哺乳階段而定。直到近代（以演化角度而言）以前，人類在斷奶之後，是不會再攝取牛奶或乳製品的，因為幾乎所有的成年人類都有乳糖不耐症；孩童身上的乳糖代謝酵素，在斷奶後便停止作用。然而，一切從 5,000 年前開始發生了改變：乳糖代謝酵素在成年人類身上仍保有活性，乳糖的耐受性便因而開始散佈。從那一刻起，人類就開始能夠攝取牛及其他動物的奶。時至今日，仍有許多人，尤其是沒有攝取乳製品文化的族群，仍然對乳糖沒有耐受性；有些人則是對牛奶中的蛋白質過敏或不耐受。然而，這些是不易察覺的問題。

酪蛋白可以增加斷食期間的胰島素濃度，並刺激類胰島素生長因子的分泌 17，以促進肌肉生長。但過度攝取酪蛋白，在動物身上可能會促進老化與癌症 18，雖然對於人類而言，酪蛋白非致癌物質。

起司中含有非常大量的酪蛋白，但同時也含有大量天然脂肪、維生素 K 及鈣質。大部分的研究顯示，攝取高脂肪的乳製品，與體重減輕、降低罹患糖尿病機率，以及較低的心臟病與癌症死亡率有關。然而，最重要的還是取得最佳平衡，每日攝取超過半磅的起司，可能會加速老化與癌症——只要劑量足，萬物皆有毒。

肉類

肉類是動物性蛋白質中最經典的代表，人類已攝取這種食材超過數百萬年。但現今超市所販賣的肉品，與人類祖先打野味的戰利品已截然不同。這些野味所含的全脂肪，較現代肉品少了 7 倍，飽和脂肪也少了 3 倍，ω–3 脂肪酸更多，而 ω–6 脂肪酸較少。大部分的靈長類只是偶爾吃肉，而人類從全素食者到全肉食者皆有。某些科學家認為，肉類的攝取與腦部的發育密切相關。考古學家發現，多數的大型哺乳動物在人類到來後不久就都迅速滅絕，可能與早期人類會優先狩獵它們，以獲取肉食有關。肉類的主要成分為蛋白質與脂肪，碳水化合物的含量極少，或幾乎沒有。蛋白質與脂肪的組合，可能是增強腦部生長所必需的。

大約 95％ 的美國人攝取肉類。攝取肉類的健康效應極具爭議，就人類攝取肉類的長久歷史及普遍性而言，這樣的爭議是令人感到訝異的。在 1950 年代晚期，膽固醇會導致心臟病是一個優勢理論，人們開始呼籲降低肉類的攝取量，因為它們含有較多的飽和脂肪與膽固醇。然而，事實並非如此絕對——不曾有大型研究證實攝取飽和脂肪、膽固醇及紅肉，與心臟病之間的關聯性。政府開始修訂國家飲食指南，陳述飲食中的膽固醇對健康無疑慮。[19]

肉類與癌症間的關聯性，特別是大腸癌，仍具有相當的爭議性。世界衛生組織最近提出聲明，認為加工肉類與紅肉或許會導致癌症，但影響非常小。根據世界衛生組織所提出的數據，每日攝取 2 盎司的加工肉品，或 3.5 盎司的紅肉，會增加 5％至 6％罹患大腸癌的風險。[20]倘若事實如此，那麼蛋白質就不會是罪魁禍首，因為其他肉類，例如白肉，也含有等量的蛋白質，此一關聯性研究並無法證實其因果關係。此外，雖然紅肉導致癌症的風險微乎其微，且頗具爭議性，但是將加工肉品與新鮮肉品混為一談，並不具任何意義，因為新鮮肉類在人類出現時，就已成為飲食的一部分。

比較一下新鮮肉品與波隆那香腸的差別。波隆那香腸的肉品是如何製作的？想像一下最糟的情況——將動物身上最糟糕、噁心的部位（例如肺臟、蹄、鼻子⋯⋯），絞碎到難以辨識它們的可怕原形，再放入許多糖、化學添加物、調味料，包含味精及其他物質，掩蓋不好的味道。接著，將它們塑型為看起來像是肉類的東西（如香腸、切片肉塊），加上精美包裝，迅速廣告上架——若你知道熱狗是如何製作的，或許就不會想再吃它了。

波隆那香腸的成分表上寫著：由機器分解的雞肉或豬肉。這是什麼意思？簡單來說，就是將較好的肉塊除下，接著將剩餘的部分放進機器裡高速旋轉，確保其骨肉分離——沒錯，所有的眼球、鼻毛、肺臟、腸子，都會成為加工肉品的原料。波隆那香腸，以及看起來美味至極的切片火雞或雞肉，實際上含有玉米**糖漿**、乳酸鈉、磷酸鈉、自溶酵母、乳酸鈉、異抗壞血酸鈉（由糖製作而來）、硝酸鈉、**葡萄糖**萃取物、磷酸鉀、**糖**，以及氯化鉀。在這裡，你所需要知道的是——玉米糖漿是糖，葡萄糖萃取物是糖，添加的糖也是糖——換句話說，糖以各種形式，在成分表中出現了 3 次。而自溶酵母即是味精。讓食物變得美味的，就是糖與味精。除了糖與味精之外，波隆那香腸也含有許多化學防腐劑，例如硝酸與磷酸。

將這種加工肉類混合物與新鮮的草飼牛混為一談，是合理的嗎？這實在很難讓人苟同。這也是我們想要傳達的另一個重要訊息：攝取真正的食物。不要攝取加工碳水化合物。不要攝取工肉類或油類，也是同等重要的。精製植物油與天然油脂也是不同的（詳細的內容我們將在第 11 章提及）。

肉類可提供大量的必需胺基酸，較乳製品及雞蛋含有更多的白胺酸與甲硫胺酸。同樣與雞蛋相比，牛排和雞肉含有高出 2 倍的白胺酸與甲硫胺酸，但這些胺基酸在海鮮中的含量，卻只有雞蛋的一半。老化與過度攝取這兩類胺基酸有所關聯。攝取更多大骨湯與膠原蛋白內所含的甘胺酸，或許可以減低甲硫胺酸的毒性。[21]

在天然食物中的動物性蛋白，也含有天然油脂和其他微量元素（如維生素 B12）、長鏈 ω–3 脂肪酸、二十二碳六烯酸（docosa hexaenoic acid, DHA），以及二十碳五烯酸（eicosa pentaenoic acid, EPA，（特別存在於海洋生物、草飼或放牧肉類中）、鋅與鐵。鐵質是一把雙面刃，其對於健康的影響，取決於身體是處於營養不良，或是過度營養的情形。缺鐵性貧血的飲食建議是多攝取動物肝臟，因為它們含有豐富的鐵質；然而，體內鐵沉積過多的人，則不建議如此。

大骨湯

　　標準的西方飲食中的甘胺酸含量偏低，它可以幫助阻斷葡萄糖對心臟及代謝的不良效應。[22] 甘胺酸可模擬甲硫胺酸限制，有強力證據顯示，它有助延長實驗室動物的壽命；此外，甘胺酸也能將甲硫胺酸從生物循環中的轉硫途徑（trans-sulfuration path way）拉出來。基於這兩個理由，增加飲食中的甘胺酸成分，對健康是有益的。將大骨熬煮數小時而成的大骨湯，是富含甘胺酸的食物來源之一，可以用作湯品、調味醬，或是其他食譜的基底。水解膠原蛋白是甘胺酸的絕佳來源，存在於膠原蛋白中的的胺基酸，大約有三分之一為甘胺酸。

動物性蛋白質：過多或過少？

　　動物性蛋白與植物性蛋白相比，通常具有較高的生物價，因此許多人會認為動物性蛋白對於建構肌肉的成效較佳。然而，這個理論只有在營養不良或蛋白質太少的狀態下才成立——這個情況在人類歷史中，曾是一個重要的問題，但近代已無此情形。營養過剩是西方國家目前最主要的擔憂，也逐漸席捲世界各地。目前有將近 70％的美國人過重或肥胖，導致第二型糖尿病的盛行，也間接誘發其他的疾病，例如心臟病或癌症的產生。營養過剩與營養良好是截然不同的，因為攝取高度加工、只含有空熱量的垃圾食品，會導致營養過剩，無法預防維他命的缺乏。在一個以營養過剩為主要隱憂的世界，高生物價的動物蛋白或許可以對抗之，但矛盾的是——動物蛋白或許**過度**營養。

植物性蛋白質

　　由於動物性蛋白的生物價較低，植物性蛋白會比動物性蛋白來得更難消化。雖說如此，植物仍然可以提供完整的胺基酸，且卡路里較低，因為脂肪量較少。例如碎牛肉含有 17％的蛋白質，豆類含有 28％，而豆腐則含有 40％。此外，植物也含有許多動物性蛋白所沒有的健康成分——植物生化素（抗氧化物，也稱作植化素），例如十字花科（像是花椰菜與包心菜）中的萊菔硫烷（Sulforaphane），可以提升癌症的防禦系統（如 Nrf2 系統）。植物含有許多纖維、維生素 C、鉀與鎂，與降低血壓、中風風險及死亡有關。[23]

　　近年一項追蹤超過 17 萬人的大型研究發現，攝取較多的植物性蛋白，與較低的死亡率有關。[24] 在此之前的研究，大多只關注總蛋白質的攝取，而非其來源。動物性蛋白與較高死亡率的關聯性，僅出現在合併有其他危險因子的人身上，例如抽菸、肥胖或久坐不動者。此外，肉品中只有精製肉品和紅肉與風險有關，魚肉和禽肉則與此無關；其中精製肉品為主因。以植物性蛋白取代加工肉品和紅肉，或許可降低死亡率。

蛋奶素與純素食者

　　蛋奶素者會避開肉類，但攝取一些雞蛋與乳製品。蛋奶素者通常較食肉者來得健康長壽，但這或許和少吃肉無什關聯，而與其他健康生活型態的實踐有著較大的相關性。一般而言，具有健康意識的葷食者，若避開加工與垃圾食物，多運動、少抽菸與飲酒，並降低 BMI，其死亡率與蛋奶素者相去不遠。[25] 上述因子可以解釋大部分的差異性，與吃肉與否本身無關。

　　純素食者比蛋奶素食者更為嚴謹，完全不攝取動物性食品，包含肉類、雞蛋及乳製品，植物為他們唯一的蛋白質來源。為了避免蛋白質缺乏，純素食者必須結合不同種類的植物，以達到胺基酸的平衡。典型的組合為米飯與豆類；這兩種食物的蛋白質可互補不足，同時攝取能較單獨攝取時獲得更高的生物價。純素食者也會缺乏其他營養素，例如維生素 B12、肉鹼、鋅、維生素 K2 及鐵質。

　　嬰兒若攝取全素飲食，可能導致蛋白質缺乏，[26] 因此通常不建議太早採取這種飲食方法。生長速率減少會導致身材短小，並造成青春期延遲。[27] 對成年人而言，由於生長已不再必需，在生長與長壽天平上的狀況與嬰兒完全不同，全素飲食的必需胺基酸含量少，能降低老化的生長荷爾蒙及類胰島素生長因子。甲硫胺酸是對類胰島素生長因子十分有效的刺激物，在植物性蛋白，例如堅果與豆類中含量較低。某些與類胰島素生長因子相關的特定癌症，例如乳癌或是大腸癌，在全素食者身上發生的比例較低。

　　在生長較佔優勢時，例如孩童時期，攝取較多的肉類是必須的。而在長壽較為重要時，攝取較少的肉類或許有助益。或許這也是為何許多孩子偏好攝取肉類與動物性蛋白，但隨著時間推移，成年人就會轉而偏好蔬菜。傑森・方醫師在自己的身上發現到了這個改變——小時候，只有當被強迫時，他才會吃蔬菜；但是逐漸年長之後，卻常被沙拉吧與其他的蔬菜所吸引。

豆類植物

　　豆類是植物的種籽，包含所有豆科植物、鷹嘴豆、小扁豆與碗豆。它們是很好的植物蛋白來源，且含有特殊的膳食纖維與多酚，能提供蛋奶素者每日飲食所需的多數蛋白質。大型研究顯示，飲食中含有高量的豆類，或許能提供小部分的心臟保護能力（4％至9％），並減輕少許的體重。[28] 一個包含 21 項研究的統合分析指出，每天攝取一杯豆類植物，預期將能減少 0.34 公斤（0.75 磅）的體重——這樣的攝取量雖然不多，卻潛藏著許多好處。

豆類與小扁豆含有豐富的蛋白質，當中的鈣與磷含量也足以維持健康。這些食物也許對減重特別有幫助，因為它們能提供足夠蛋白質以供給每日所需，同時也含有纖維，可促進飽足感。

攝取堅果吧！

除了攝取豆類植物與其種籽，多吃一些堅果也能增加體內鉀的濃度——一種緩衝基底，以對抗酸性體質環境。[29] 著重植物性蛋白而非動物性蛋白，仍可達到你的整體蛋白質需求。這對高齡者及體弱者來說至關重要，可用以保護自己，避免西方飲食所造成的潛在性酸中毒。

堅果含有許多蛋白質，是絕佳的健康植物性脂肪。核桃含有在現代西方飲食嚴重缺乏的 ω–3 脂肪酸；杏仁含有高量纖維與鈣質；樹堅果（非花生），可以對抗體重增加 [30]、代謝症候群 [31] 及心臟病 [32]。與對照組相比，攝取堅果者可減少 20％ 的死亡率。[33] 研究基督復臨安息日會（Seventh-Day Adventists，這群人比一般人平均多活 7 年）的健康習慣，發現攝取堅果是一個重大的影響因素，僅次於不吸菸及較低的 BMI 指數。[34] 雖然這些結果都只是關聯研究，但將堅果添加於肉類飲食，或是高碳水化合物的飲食中，能對肥胖及死亡產生極大的保護效用。

蛋白棒

　　某款市售的植物蛋白棒，含有 3 種口味——海鹽杏仁可可、藍莓檸檬向日葵，以及抹茶榛果。它們的主要原料為杏仁、藍莓、向日葵種籽及榛果。此類蛋白棒是真食物，植物蛋白棒可提供 35％至 40％每日所需的鎂（大約有 80％的人缺乏鎂）。

植物性與動物性蛋白的比較

　　接下來我們將討論植物性蛋白與動物性蛋白的優缺點，在本節最末，我們也會提供兩者比較的總整理。

合成反應

　　不同的蛋白質會激發不同的合成（生長）反應。攝取適量蛋白質，對運動選手、想要增加肌肉力量的健身者，以及想要維持肌肉與骨骼的高齡者，在健康上都有著強大的關聯性。[35] 若蛋白質的攝取量足夠，其來源就沒有太大的差異。對素食者與葷食者而言，若總體蛋白質的攝取量符合所需時，[37] 對構成肌肉的效果都一樣好。[36] 某些資料認為，由於合成代謝阻抗，若高齡者每日只攝取飲食指南所建議的蛋白質量，也就是每日每公斤體重 0.8 公克，會導致肌肉流失；[38] 若能攝取更多的蛋白質，不論是動物性或植物性蛋白，都將有所助益。植物蛋白不會含有過多的白胺酸，以及主要存在於肉類中，會促進老化的甲硫胺酸（但是這兩種氨基酸對於肌肉生長效益也最大），因此，我們得在生長與長壽間取得一個平衡。

　　肌力訓練加上乳清蛋白或碗豆蛋白，可以增加肌肉生長。豌豆蛋白的白胺酸含量與乳清蛋白接近，但甲硫胺酸的含量卻只有一半，是個不錯的替代選擇。[39] 米蛋白補充品也具有同樣的效果，但須攝取相當大的量（48 公克）。[40]

高蛋白與低碳飲食

　　在植物性與動物性蛋白間取得平衡的高蛋白飲食，可以降低血壓，改善血脂，並減少心血管風險。[41] 從演化觀點而言，人類祖先所攝取的蛋白質，約有一半來自植物，一半來自動物。某些高蛋白飲食，例如減少精緻碳水化合物與糖分攝取量的阿金氏飲食（Atkins diet），看似對人體有所助益；遵循此種飲食方法的人，卻會攝取更多的蛋白質以替代碳水化合物及糖分。但是多數的蛋白質都是動物性蛋白，這樣的替代方法對健康可能沒有實質上的益處。低碳水化合物、高動物性蛋白的飲食，與較高的心血管、癌症死亡率有關，[42] 但低碳水化合物與高植物性蛋白的飲食組合，卻有著較低的心血管與死亡率。

　　問題不在於肉類不夠營養——與此恰恰相反，肉類太過營養，反而對營養過剩與過度生長相關的疾病沒有好處。與植物性蛋白相比，動物性蛋白能刺激更多的 mTOR 分泌，因此會導致更多的生長。刺激生長的效果，對於營養不良的人而言是好事一樁，但對於過度生長相關的疾病，卻不具有益處。綜前所述，植物性蛋白或許是一個較佳的選擇。

　　高動物性蛋白飲食或許會活化更多的類胰島素生長因子，並誘使癌症發生。較低的類胰島素生長因子看起來能夠保護高齡者對抗癌症，這也是他們較長壽的原因。[43]

攝取較少的精緻碳水化合物與糖分（較少的胰島素），搭配適量的動物性蛋白質，可使 mTOR 的濃度較低，或許是個最佳組合。攝取較少的麵粉與糖類，並不意味著必須食用較多的肉類與乳製品。生態阿金氏飲食（Eco-Atkins）鼓勵攝取植物性蛋白質，例如麩質、大豆、堅果、蔬菜以及穀類，與低脂的動物性蛋白飲食相比，已顯示可以改善血脂的濃度。[44]

酸負荷

動物性蛋白通常比植物性蛋白來得酸，因此我們必須中和這些酸負荷，以避免嚴重的健康問題，包含骨質疏鬆、肌肉流失（即肌少症）、腎臟疾病以及糖尿病。[45] 人類祖先的飲食中富含動物性蛋白，但同時也會攝取等量的偏鹼性蔬菜，以中和酸性。[46] 舊石器時代的原始人飲食中，大約含有 35％ 至 65％ 的植物（依體重而有所不同），與我們早先的估計值接近，即人類可能是由一半動物與一半植物飲食模式進化而來，隨季節與地理區域不同而有所變化。古早加拿大北部的因紐特人（Inuit），也會攝取莓果、海草、野生植物，以及其他動物胃中未消化完全的植物，進而維持長期的酸鹼平衡。

現代飲食的動物性蛋白含量通常較少（約原始飲食的一半），天然植物的比例也較低（約原始飲食的三分之一），反而充滿由穀物製作的精緻碳水化合物與糖類，缺乏纖維、鉀、鎂及鈣。某些特定穀類為弱酸性，甚至偏鹼性，例如大麥、燕麥以及藜麥，但我們經常攝取的穀類——小麥，卻是高度酸性。

典型的西方飲食含有許多肉類、穀類及糖分，會產生大量的酸，耗損體內的酸鹼平衡系統。這個耗損會迫使身體使用終極的中和系統，即

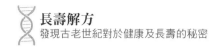

骨骼的礦物質及胺基酸,這些消耗最後會導致骨質疏鬆及肌少症。

　　一項針對 33 國女性進行的研究發現,較低的植物性與動物性蛋白攝取量,與較高的髖骨骨折率相關。[47] 德國女性的髖骨骨折風險最高,其次是北歐斯堪的納維亞地區的國家,再來才是其他歐洲國家及美國;而中國和奈及利亞的髖骨骨折率,低到幾乎可以被忽略。[48]

　　骨質疏鬆的成因,常被認為是缺乏鈣質,但是研究證據顯示並非如此。日本與中國女性攝取的鈣比美國少三分之一,但是骨質疏鬆的風險卻相對極低。基因本身也不是危險因子,因為當日本女性移居至美國後,骨質疏鬆的風險便隨之上升。大規模的隨機控制研究也顯示,補充鈣質對於減少骨折的風險並無益處。[49]

　　高動物性蛋白的阿金氏飲食會增加淨酸及鈣的排泄,該結果顯示,這會導致代謝性酸中毒機率增加,為了中和酸性,骨骼會被釋放為血液中的鈣,而後被耗盡。[50] 攝取較多的植物性蛋白與較少的動物性蛋白,或許可以減少骨質疏鬆的風險,並延緩老化。補充碳酸氫鈉或攝取較多水果及蔬菜以中和酸性,對某些特定族群而言,可改善礦物質平衡、骨質再吸收、骨質生成及腎臟功能。[51]

	動物性蛋白質	植物性蛋白質
優點	• 高生物價，意味著身體有較佳的使用率。 • 提供特定維生素，例如維生素 A、B12、D、K2，礦物質（鋅、鈉、氯），以及其他健康物質，例如肉鹼以及膽鹼（特別是雞蛋）。 • 活化較多的類胰島素生長因子（促進肌肉、促進生長，但也可能促進老化，引發癌症）。	• 提供植化素及纖維。 • 提供大量的維生素及礦物質（特別是銅、鎂以及錳）。 • 提供鹼度（改善骨頭健康）。 • 較少生物可利用鐵（減少鐵質過度沉積的風險）。
缺點	• 酸負荷。 • 鐵過載。 • 活化較多的類胰島素生長因子（促進生長，促進老化、引發癌症）。 • 與植物性蛋白相較之下，提供較少的特定維生素與礦物質。	• 活化較少的類胰島素生長因子。 • 與動物性蛋白相較之下，較少或缺乏特定維生素。 • 或許並非必需胺基酸的完全來源。

建議

■ 每日蛋白質來源，50%來自動物性蛋白。
■ 每日蛋白質來源，50%來自植物性蛋白。
■ 在合成生長時期（例如孩童、懷孕及重訓期間）攝取動物性蛋白。
■ 長者，特別是肌少症患者，需要攝取較大量的蛋白質。
■ 考慮攝取半胱胺酸補充品、膠原蛋白或是甘胺酸。

表 5.2　動物蛋白和植物蛋白優缺比較

第 **6** 章

理想蛋白質攝取量

蛋白質的種類與攝取量，會影響與健康、老化和疾病相關的生理過程。尋求最適當的平衡，可帶來極大的好處，讓我們活得更久、降低罹病機率，並減緩老化的衰弱過程。蛋白質攝取量的過與不及都會產生疾病，到底多少才是合理的範圍呢？

由美國國家學院醫學院（Institute of Medicine of the National Academy of Sciences）所提出的每日營養素建議攝取量（The Recommended Daily Allowance, RDA），認為健康的成人，每人每日最少須攝取每公斤體重 0.8 公克的蛋白質。[1]然而，利用氮平衡公式計算蛋白質的需求量，卻存在著很大的漏洞。[2]某些研究學者相信，這個數據明顯遭到低估，他們認為每日的建議攝取量應該要較此數據高出40%至50%左右，大約為每人每日每公斤體重 1.2 公克；也就是 70 公斤（84 磅）的成人，每日應攝取 84 公克的蛋白質。每日建議攝取量只是一個平均值，真正的攝取量閾值變化非常大，端視個人狀態，如孩童、成人、長者、孕婦、運動選手、健康或衰弱、肥胖與否，以及希望減少或增加體重而定。官方飲食建議的目的在於預防缺乏，而不是專門針對長壽所建議的理想攝取量。關於蛋白質如何影響長壽，目前都還算是相當新的概念。

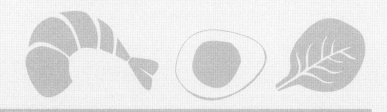

我們的食物中含有 3 種主要營養素，包括脂肪、碳水化合物以及蛋白質，而脂肪與碳水化合物是主要的能量來源。雖有少量的脂肪可被視作必需脂肪酸，但所謂的必需碳水化合物，卻是不存在的。蛋白質與之不同，其主要功用為生長、維持，而非提供能量；因此二者之間主要的差異，在於蛋白質的需求量會反映出生長的需求。對成人來說，除非有增加肌肉的需求，其他時候並不太需要生長，成人的肝臟、肺臟及腎臟，都不需要長得更大。但是對嬰兒而言，所有器官與肌肉都需要生長，這意味著嬰兒需要更高的蛋白質含量。小嬰兒會從小於 10 磅，成長到超過 100 磅，這些生長都需要更多的蛋白質。此外，若一個人的淨體重（除去脂肪及水分後的重量）較高，也會需要較多的蛋白質。然而，蛋白質的使用存在著上限，我們無法藉由攝取巨量的蛋白質來獲得肌肉，否則每個攝取大量蛋白質的人，體態都會如同健美選手一般。

嚴重的蛋白質缺乏在已開發國家中非常少見，但是預防缺乏的攝取量，與理想的攝取量是不相同的。若攝取的總量低於個人每日所需，將會導致瘦肉組織流失（特別是肌肉），以及抗氧化能力下降。[3] 雖然多數西方國家的人們，其所攝取的蛋白質量偏高（70％來自於動物，30％來自於植物），[4] 卻有某些族群的蛋白質攝取量偏低，尤其是高齡者。臨床上常見蛋白質營養不良的長者，他們被稱作「茶與吐司族」（tea and toasters），因為此衰弱的族群大多無法自理餐食，只能靠喝茶、吃白吐司維生，所攝入的蛋白質量極少。

生長及發育所需的蛋白質

當人類處於以生長與發育為優先的時期，例如孕婦、嬰兒、孩童及青少年，應該增加蛋白質的攝取量。該預估數值會隨嬰兒第 1 年的生長速度而有所變化，從 1 至 2 個月的每日每公斤體重 2 公克、6 個月的每日每公斤體重 1.3 公克，到滿 1 歲後的每日每公斤體重 1 公克。[5] 人乳所含的蛋白質，以及酪蛋白與乳清蛋白的比例，也會隨哺育階段不同而有所差異；演化已將人乳調配至最適合嬰兒需求的理想比例。美國兒科學會（The American Academy of Pediatrics）建議母親，在孩子出生的頭 6 個月完全哺育母乳，其後可以持續哺育至 1 歲，或更久以後。[6]

當孩童逐漸成長，蛋白質的需求就會逐漸下降；到了 10 歲，安全的蛋白質攝取量為每日每公斤體重 0.9 公克，只比成人的建議量高一些。在孕早期，女性的蛋白質需求大約為每日每公斤體重 1.2 公克，孕後期的需求量則增為每日每公斤體重 1.5 公克。[7]

高齡者的蛋白質需求

高齡者對於蛋白質的需求與一般成人不同，其蛋白質需求量之所以增加，是因為他們使用蛋白質的效率沒有年輕人來得好。若無法滿足需求量，就可能導致肌肉及其他非脂肪組織的流失，使得抗氧化能力及免疫功能下降，增加疾病與衰弱的風險。

隨著年齡增長，骨骼肌肉也會跟著流失，亦即所謂的肌少症，將對健康產生許多不同層面的影響。肌肉會吸收營養素，從而扮演「代謝庫」的角色，可促進整體的胰島素敏感性。肌少症是造成高齡者跌倒及骨折的主要原因，使得長者無法執行日常生活活動，例如無法自力從椅子上站起來，最後只得住進機構。

肌少症最大的成因就是缺乏活動，無怪乎人言：「用進廢退」。若因住院或重大疾病須長期臥床，將導致肌肉大量流失。研究發現，即便是攝取足量蛋白質的健康長者，肌肉仍會以每日 1 公斤的驚人速度流失。[8]而久坐不動，雖不致和臥床一樣嚴重，仍會導致肌少症的發生。有鑑於此，執行肌力訓練，若能同時攝取更多不同種類的蛋白質更佳，對長者將有所助益。

此外，合成代謝阻抗也會導致肌少症。骨骼肌會進行正常的轉換循環，肌肉會分解為蛋白質並再度合成，達成一個平衡。合成代謝阻抗會隨著年齡增加，肌肉蛋白對膳食蛋白所產生的反應也會降低，導致肌肉質量的下降。此外，缺乏運動、發炎和氧化壓力，都會導致合成代謝阻抗的上升。

增加膳食蛋白可以對抗合成代謝阻抗，有助維持肌肉。[9]根據國際高齡醫學與營養專家團隊（PROT-AGE Study Group）研究出來的共識，做出了以下的結論：

- 為了維持和肌肉再生，高齡者須攝取比年輕人更多的蛋白質，平均攝取量須達每日每公斤體重 1 至 1.2 公克。
- 為幫助高齡者提升肌肉生長，他們每餐所須攝取的蛋白質量較高（以對抗合成代謝阻抗），大約為每餐 25 至 30 公克的蛋白質，相當於每餐 2.5 至 2.8 公克白胺酸。
- 在安全及耐受的情況下，如果可以，請高齡者盡量每天進行耐力運動 30 分鐘，阻抗運動至少 10 至 15 分鐘，每周 2 至 3 次。
- 攝取蛋白質補充品，例如乳清蛋白飲品，特別是在運動前或剛運動結束後，或許有助高齡者的肌肉生長。乳清蛋白對於肌肉生長的效果，會比酪蛋白來得更佳。大家都知道，健身者為了增加肌肉生長，會在重量訓練前後飲用乳清蛋白。運動生理學家曾對此方式展開廣泛性的研究，並證實此舉確有其效用。

• 多數高齡者可能合併患有急性或慢性疾病，因此需要更多的蛋白質，攝取範圍為每日每公斤體重 1.2 至 1.5 公克（腎臟疾病例外）。

• 若高齡者同時伴有嚴重急性症狀或受傷，明顯營養不良，或許就需要增加至每日每公斤體重 2 公克。

　　攝取一餐高蛋白飲食，會比將蛋白質攝取量分散在各餐來得更有效率。ω–3 脂肪酸補充品也可以增強膳食蛋白對於肌肉生長的效應。固定補充魚油或其他含 ω–3 脂肪酸的補充品，可以幫助長者維持與恢復肌肉。[10]

　　住院有時會迫使高齡者無法活動，導致體重減輕，此情況在營養不足的患者身上更為明顯。據統計，約有 40％ 的住院患者有營養不良情形，且 BMI 低於 20。[11] 這種現象會導致患者的感染率顯著增加——院內感染是個日漸嚴重問題。據美國疾病管制與預防中心（Centers for Disease Control and Prevention, CDC）的統計，2011 年有超過 72 萬例院內感染發生，發生率大約為二十五分之一。[12]

　　額外補充膳食蛋白可以改善此一情形。在一個老年群體中提供每日 8 公克的胺基酸，可以減少 30％ 的感染機率，同時也能提升血色素及其他的健康指標。[13] 外傷患者攝取含有乳清蛋白的膳食配方，也可降低感染機率。[14] 提供必需胺基酸，能減緩臥床所導致的肌肉流失。[15]

運動選手的蛋白質需求

肌肉的構成需要蛋白質，也需要鹽類。[16] 在代謝過程中，胃酸（鹽酸）以及胃蛋白酶，可將飲食蛋白質分解為小片段的多肽類與胺基酸，這些胺基酸會在通過小腸時被吸收。制酸劑與藥物，如氫離子幫浦阻斷劑，會阻斷胃酸的作用或分泌，使得蛋白質無法被正常消化。低鹽飲食由於氯的攝取量降低，也會導致胃酸分泌減少。攝取過多精緻飲食，特別是在胃酸已減少的情況下，會造成小腸菌叢過度增生（SIBO），並阻礙蛋白質的吸收。

此外，低鹽飲食也會增加肌肉胰島素阻抗性，阻礙肌肉的生長。過度訓練症候群（即運動量超過身體所能負荷）會導致肌肉抽筋或痙攣，使運動能力下降。[17]

你需要透過鹽析來增長肌肉，特別是在運動之前。迪尼寇蘭托尼歐博士的著作《吃對鹽，救你命》，提供了運動前所應攝取的精確鹽用量。

胺基酸在腸道中被吸收後，約有一半的為肝臟及其他內臟所使用。由於首度代謝效應的廓清率，約有一半的蛋白質無法供給肌肉生長。需要特別留意的是，支鏈胺基酸較少為肝臟所代謝，使得可用率增加，故對肌肉生長特別有幫助。[18]

一旦胺基酸進入身體循環系統，大約只有 10％會流向骨骼肌蛋白質的合成。剩下的為能源供給（糖質新生），或用以建造蛋白質與神經傳導物。[19] 肌肉的蛋白質合成，在胺基酸被吸收後的 30 分鐘開始，並於 2 小時達到高峰。增加血液中的胺基酸可以刺激肌肉生長，但生長也只能達到某個特定狀態。

　　若年輕成人（一般指 50 歲以下）攝取每餐每公斤體重 0.24 毫克的蛋白質，而高齡者攝取每餐每公斤體重 0.4 公克的蛋白質，可使蛋白質的合成達到最佳化。因為得對抗生化代謝阻抗性，高齡者所須攝取的量較多。[20] 骨骼肌合成的效果取決於運動的類型和強度。若你想鍛鍊肌肉，每 3 小時攝取 20 公克的蛋白質，對你來說會是個好選擇，因為這樣的頻率可以強化骨骼肌的合成效果。遵循一個準則：年輕成人每餐攝取 20 至 30 公克的蛋白質，即可最佳化骨骼肌的合成；年長者則須攝取 40 公克。[21]

　　攝取更多的蛋白質（40 公克，與 20 公克相比），可以刺激更多的肌肉生長，但是好處甚微。的確，大部分的運動選手，每餐只須攝取 30 公克的蛋白質（即每公斤體重 0.24 至 0.3 公克）就可以滿足其需求；但睡前的蛋白質攝取量，或許應比 30 公克更多，以使夜間骨骼肌的合成達到最大化。[23] 結論是年輕成人須遵循「30 法則」——每餐攝取 30 公克蛋白質，至少間隔 3 小時，睡前也需要攝取 30 公克。高齡者則使用「40 法則」——每餐攝取 40 公克蛋白質，至少間隔 3 小時，睡前也需要攝取 40 公克。多數成人的每日整體蛋白質攝取量，介於每公斤體重 1.6 至 2.2 公克之間，加上阻抗運動，可使肌肉的生長達到最理想化。一個值得遵循的準則為每 1 磅體重攝取 1 公克蛋白質（相當於每公斤體重攝取 2.2 公克蛋白質）。[25] 然而，這個量會隨著許多因素而產生變化，例如能量及碳水化合物的攝取量，運動的種類、強度及時間，飲食蛋白質的品質，訓練期間、性別、年齡，以及蛋白質攝取的時間點。

　　蛋白質的攝取量無法一體適用於所有人。較精瘦的運動員存在著合成代謝阻抗的問題，在能量受限的情形下，每日須攝取高達每公斤體重 3 公克的蛋白質，以預防肌肉流失。[26]

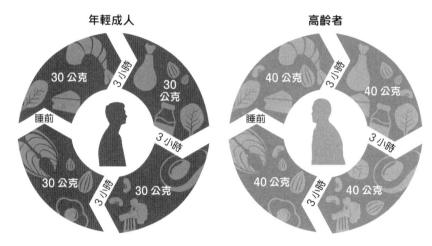

圖 4.1　30 法則及 40 法則

　　運動員通常會被建議飲用含糖的運動飲品，因為葡萄糖能刺激胰島素分泌，促進肌肉生長。然而，肌肉的生長其實只需要每毫升 5 IU 的胰島素，再高的劑量也不會有增強的效果。[27] 換句話說，不需要攝取糖分以建造肌肉。在我們大部分的飲食中，含糖量已高過需求的數倍。

　　除一般的蛋白質，運動員還應額外服用甘胺酸補充粉、膠囊或水解膠原蛋白。人體每日需要 15 公克的甘胺酸，以滿足膠原蛋白及非膠原蛋白的合成需求。然而，典型的美國飲食每日僅提供約 1.5 至 3 公克的甘胺酸，加上身體可合成的少量甘胺酸（每日約 3 公克），每人每日仍缺乏約 10 公克左右的甘胺酸。[28] 迪尼寇蘭托尼歐博士的研究顯示，每日攝取 3 次，每次 5 公克左右的甘胺酸，可減少氧化壓力及血壓，對代謝症候群有所助益。[29]

給競技選手的建議

- 目標為每餐攝取每公斤體重 0.4 公克的蛋白質。
- 蛋白質飲食餐與餐之間，須間隔 3 至 5 小時。
- 在睡前 1 至 3 小時前，攝取 30 至 40 公克蛋白質，可以抵銷夜間斷食效應。
- 當執行阻抗運動時，攝取每日每公斤體重 1.6 至 2.2 公克的蛋白質，分散於三至四餐之中。
- 考慮攝取甘胺酸補充品。[30]

給正在進行能量限制之運動選手的建議

- 要維持非脂肪組織，每日蛋白質需求量須更高，應攝取每日每公斤體重 2.3 至 3.1 公克的蛋白質。對於體重過重及不曾運動的人，目標應該要低於上述的範圍；然而，對於較為精瘦的阻抗訓練者，則應該要攝取高於這一個範圍。
- 在能量限制期間實行阻抗運動，以保留非脂肪組織。
- 攝取適量蛋白質，在能量限制期間，有助食欲的控制。[31]

給耐力型運動員的建議

　　健美選手所需的蛋白質攝取量，顯然要比一般人多上許多？其實不然，他們只需要每公斤體重 1.05 公克的蛋白質，意即一個 70 公斤（154 磅）的健美選手，其蛋白質需求量約為 73.5 公克，只比久坐不動的人多出 10％而已。而耐力型選手的蛋白質需求量更高，比久坐不動的人多出了 70％（即每公斤體重 1.37 公克的蛋白質）。但較低強度的耐力

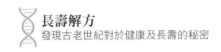

運動,或許只需要每日每公斤體重 0.97 公克的蛋白質。

安全範圍的建議如下:耐力型選手須攝取每日每公斤體重 1.6 公克的蛋白質,健美選手需攝取每日每公斤體重 1.2 公克的蛋白質(可參考本章節最後蛋白質建議量的表格)。32 健美者通常有攝取蛋白質補充品的習慣,但是跑者或其他耐力型的運動選手卻沒有,因此會產生蛋白質缺乏的風險。此外,須注意的重點在於,這些安全範圍的設定,都是以飲食中含有 50% 碳水化合物為基準,若增加運動的強度,或是攝取較少的碳水化合物,則需要攝取更多的蛋白質。此外,孕哺期婦女及青少年運動選手,也需要更多的蛋白質。33

過度的訓練可能導致疲勞、發炎,以及較差的運動表現,常見於國手或奧運等級的選手,可能與蛋白質的攝取不當有部分關聯。34 研究學者發現,疲勞的選手若能每日額外攝取 20 至 30 公克的蛋白質,其血液中的胺基酸濃度就會恢復正常,多數人都能因此克服疲憊感,恢復至先前一般訓練的狀態。

| 總結 |

- 運動選手對於蛋白質的需求量,與許多因素有關。
- 力量型選手只需要比久坐不動者多一點點的蛋白質。
- 耐力型選手需要比久坐不動者,攝取更多的蛋白質(每日每公斤體重 1.6 公克)。
- 在高強度訓練期間,不當的蛋白質攝取或許會導致過度訓練症候群。

█給減重者的建議

　　當體重減輕時，減少的不完全是體脂肪，有一些是肌肉。雖然過重與肥胖者與正常體重的人相比，擁有較多的肌肉，但普遍而言，我們都還是希望可以避免肌肉流失。肌肉的質量和力量與健康長壽有關，[35] 使用低卡路里飲食法減重，最多可能流失約 25％ 的肌肉，[36] 此情況或許可藉由攝取更多的蛋白質來改善。[37]

　　低卡路里飲食配合更多的阻抗運動，並增加蛋白質的攝取量，不僅可以抵銷肌肉的流失，甚至能幫助你在消除脂肪的同時增加肌肉。關於乳清蛋白的研究雖已相當廣泛，但攝取酪蛋白的效果可能會比乳清蛋白更佳。部分研究顯示，酪蛋白能幫助人體減下更多體脂肪，增加更多的非脂肪組織，並使力量更強化。[38] 相對於乳清蛋白的快速消化，酪蛋白屬於慢速消化蛋白。乳清蛋白能使血液中的胺基酸含量達到高峰，對於剛訓練完的選手很有幫助；但在睡前攝取酪蛋白，卻可以緩慢釋放出胺基酸，以預防肌肉在夜間被分解，同時也能促進肌肉合成。由此可見，不同的蛋白質可能各有其獨特的好處。

　　攝取較大量的蛋白質，對於減重是有幫助的，因為會增加飽足感。攝取蛋白質會增加飽足感荷爾蒙的分泌，例如胜肽 YY。想像一下以下兩個情境：吃下一小塊牛排或或雞肉，以及飲用同等熱量的汽水。喝汽水一點也不會產生飽足感，但牛排或雞肉會使你覺得飽，也能延長感到飽足的時間──飽足感在努力減重的過程中，是很有幫助的。蛋白質的作用，在肥胖的研究中一直是相對被忽略的領域，因為蛋白質在一般飲食中約只占食物總能量的 15％。然而，在肥胖流行病肆虐的狀態下，蛋白質的攝取量卻仍幾乎沒有變化。

　　蛋白質槓桿假說（protein leverage hypothesis）認為，若飲食中所攝取的蛋白質量較少，將會導致肥胖。39 蛋白質的攝取量過少，會導致內生性生理反應，使人對食物的欲望增加，以獲取足夠蛋白質，進而造成體重上升——但是洋芋片和汽水等垃圾食物，蛋白質的含量很低。官方的飲食指南建議人們採取低脂飲食，但此舉同時也引發肥胖流行病的產生。低脂飲食型態可能會連帶使得蛋白食物的攝取量減少，因為含有大量脂肪的食物，同時也含有許多蛋白質，例如肉類。

理想的蛋白質總量

　　理想的蛋白質攝取量，會依據你的目標與自身的健康狀況而有所變化。高齡者、病患或低活動量者，其蛋白質的需求量較高，才能維持良好的肌肉力量與健康。運動選手比非運動選手需要更多的蛋白質，但是也沒有一般所想的如此大量。攝取較多的蛋白質可以減少飢餓感，並促進肌肉生長。雖然蛋白質限制對有運動習慣的人而言不具太大意義，但若攝取過量，可能也會造成不良的後果。

以健康與活動狀態區分的蛋白質建議攝取量 40

族群	每日建議攝取量（每公斤體重）	建議蛋白質類型	備註
中度運動的成人	1.2～1.8 公克	動物與植物性蛋白	低至中度運動，例如走路，不需要額外補充蛋白
耐力型選手	1.6～1.8 公克	著重含有支鏈胺基酸的動物性蛋白	中至高強度運動，持續相對較長的時間，例如跑步或騎車
健美及力量型選手	1.6～3.3 公克	著重含有支鏈胺基酸的動物性蛋白	在開始健美訓練之後，所需的蛋白質比想像中少
菁英型選手	1.7～3.3 公克	著重動物性蛋白；胺基酸補充品或許也相當合適	高度競爭的選手，例如校院際、專業或奧運選手
長者及久坐不動者	1.2 公克	動物與植物性蛋白	需要更多蛋白質以維持及建構肌肉與骨骼
未洗腎的腎臟疾病患者（腎絲球過濾率＜25ml/min）	0.6 公克	著重植物性蛋白	攝取較少蛋白質，或許可抑制疾病進展 41
洗腎中的腎臟疾病患者	1.2 公克	動物與植物性蛋白	攝取較多蛋白質，以防止肌肉萎縮 42
住院或臥床的患者	每餐25～30 公克	著重含有支鏈胺基酸的高品質蛋白	須預防肌肉流失，增強免疫力，預防感染 43

年輕男性（20～29 歲），每餐攝取每公斤體重 0.24 公克，年長者（大於 50 歲）攝取每餐每公斤體重 0.4 公克的蛋白質，以達肌肉蛋白合成的最大刺激。

以運動型區分的蛋白質建議攝取量

訓練類型	建議蛋白質攝取量（每公斤體重）	建議蛋白質種類	備註
力量訓練、健美運動、預鍛鍊	25 公克；最多 40 公克。體重較重（大於 150 磅）、高齡者，以及正在進行全身訓練或大肌群訓練者，應攝取比建議量更多的蛋白質	乳清蛋白	運動前後 2 小時內攝取蛋白質
跑步及耐力型訓練	訓練後攝取 25 公克	乳清蛋白	訓練後比訓練前佳
體操、摔角、游泳、足球等等	訓練後攝取 25 ～ 40 公克	乳清蛋白或酪蛋白	乳清蛋白消化快；酪蛋白消化慢
低至中強度運動	正常蛋白質攝取	所有類型	不須額外補充蛋白

第**7**章

斷食

刻意禁止進食的欲望稱為斷食，在人類的總體歷史中，常因某些不同的目的而被施行，例如宗教、健康或心靈。不管你稱它為**斷食、淨空**或是**排毒**，它的概念都是：定期限制所有食物的攝取，有益健康。事實上，所有的主流宗教都認為，斷食是健康生活的基石。

　　斷食是長壽的關鍵，因為這麼做可以改善我們目前為止所討論的所有飲食因素。這個方法可以限制卡路里與蛋白質，減少胰島素及mTOR，活化 AMPK 與自噬作用。無須付出任何金錢及時間，即可以獲得這些好處──斷食不是你**去做**哪些事情，而是**不去做**哪些事情。它可以使生活變得更單純，卻也可以使生活變得更豐富。既然如此，為何這個古老的傳統會被遺棄？為何人們實行斷食的歷史已長達數千年，卻到近年才開始相信斷食是有害的，可能導致營養不良，並使身體代謝自己的蛋白質，作為能量使用？

　　我們不應將營養不良與不進食混為一談——一個是**消耗**（wasting），一個是**斷食**。消耗是一種病理現象，若身體沒有儲存足夠的脂肪，就會被迫燃燒功能性組織，例如肌肉，來提供能源換取生存。代謝肌肉產生能量會導致無力，在極端的情況下甚至會導致死亡，通常發生在體脂肪低於 4％ 時。與前述情形相反，雖然數值會隨著年紀不同而有所差異，典型的美國男性擁有 25％ 至 30％ 的體脂肪，女性則擁有 35％ 至 40％ 的體脂肪。即使是一個菁英型的馬拉松跑者，看起來沒有明顯贅肉，實際上都還有將近 10％ 的體脂肪。

　　我們可以粗略概算，找出在哪一個臨界點，身體會有消耗的可能性。一個重 180 磅、身高 5 呎 11 吋的男性，BMI 指數為 25（正常值）。他的平均體脂肪為 25％，體脂肪總重即為 45 磅（180 磅 ×25％ ＝ 45 磅）。1 磅的體脂肪可提供約 3,500 大卡的能量，足夠使用 2 天。45 磅的體脂肪，意味著這名男性在身體處於危險耗盡之前，仍有可維持 90 天的足量，或可連續近 3 個月不攝取任何食物。延長斷食期間，身體會優先燃燒大部分的脂肪，而僅分解少量的蛋白質，我們稍後會對此進行更深入的討論。一般而言，只要攝取適當的微量營養素，即使流失蛋白質（這些流失的蛋白質，大多來自皮膚及受損蛋白質）持續數月，也不會對生命造成威脅。

　　3 個月的估算甚至堪稱保守，因為隨著人的體重減輕，身體的基礎代謝率或消耗能量的速率也會減少。肥胖或過重者在身體進入消耗狀態前，可以存活較久——但是多數人反而擔心他們在早餐與午餐之間，已超過 3 個小時沒有進食。

　　斷食不應該與飢饉混淆，因為飢饉並非是出於自願，兩者之間存在著巨大的差異。飢饉是指即使想要進食，也沒有任何食物可獲取；斷食則完全出於自由意志，即使食物可獲得，仍然執行戒除食物的行為。非洲的孩子骨瘦如柴，顯示他們並沒有獲得適當的營養，這稱為飢饉。這些孩子不吃東西，是因為沒有食物可攝取；不吃東西並非他們的選擇。而斷食是一個自主性的過程，可以在任何時間點停止。

▌健康斷食

斷食的潛能是無窮的。我們在第 13 章提供了一些建議，但是如果你需要更多的細節，好進行斷食計畫，傑森・方醫師的著作《斷食全書》（*The Complete Guide to Fasting*），會是一個好選擇。

此外，如果你是為了健康目的而斷食，在執行計畫前，須請醫師嚴格監控你的健康狀態，確認你的身體狀況可以執行斷食。斷食期間，無論在什麼情況之下，或因為任何原因使你感到不適，都應該馬上停止，並尋求有經驗的醫師協助。

　　人們普遍存在對斷食的恐懼。我們總是不斷聽到他人建議——吃好吃滿！——即使我們正在試圖減重。若人們既不擔心營養不良，也不煩惱體重過輕，則沒有任何實際經驗、已知的禁食生理學，或臨床研究，可支持斷食期間會導致「肌肉燃燒」的恐懼（而這些恐懼大多來自氮平衡的研究）。氮流失並不一定指肌肉的流失，也可能是指斷食所造成的皮膚，或其他受損蛋白質的流失。

▌斷食的生理機轉

　　在斷食期間，身體主要仰賴儲存的食物能源提供基礎代謝所需。雖然我們大多認為，身體的能量都消耗在運動，但實際上，身體也需要許多能量維持器官（包括腦部、心臟、肺臟及腎臟）的適度運作。這些功能都由自主神經系統所控制。即使我們處於臥床的狀態，我們的身體仍身體然需要能量來維持基本的運作。如果我們不進食（斷食），沒有食物的能源進入，就必須完全依賴儲存的食物能量來存活。

身體如何儲存食物能量？

身體儲存食物能量有二個主要方式：

- 肝臟的肝醣。
- 體脂肪。

當我們進食時，胰島素濃度會上升，引導身體儲存某些進入的食物能量。例如由碳水化合物而來的葡萄糖，被組合成長鏈的**肝醣**（glycogen）儲存於肝臟之中；當我們攝取蛋白質，而蛋白質被分解後，會形成可回收的胺基酸，並被用於建構任何身體所需的新蛋白質。若我們的攝取量超過需求，身體是沒辦法儲存這些過量胺基酸的。

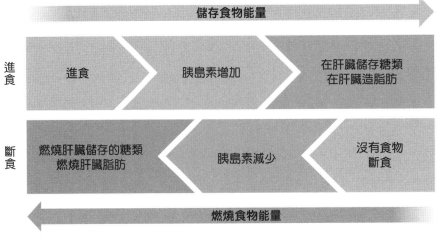

圖 7.1　在進食與斷食的狀態，身體使用食物能量的差異

進食與斷食：儲存與燃燒能量

　　上述的過量蛋白質，會被轉換為葡萄糖的形式儲存。標準西方飲食的美國人，其所攝取的蛋白質，平均大約有 50％至 70％被儲存為新的葡萄糖分子。換句話說，目前一般飲食的蛋白質遠遠超過身體所需。肝醣是能量儲存的有益型態，但是肝臟的儲存空間有限，一旦肝醣的儲存達到飽和，身體就會將多餘的葡萄糖，透過**脂質新生**（de novo lipogenesis）的過程，轉變為三酸甘油酯或脂肪。這些新製造的脂肪分子，可以被運送出細胞外，進入脂肪細胞長期儲存。

　　這兩個儲存系統是互補的。肝醣系統較為簡便，但有儲存空間的限制；體脂肪系統較為複雜，需要身體進行分子間的轉換，以將碳水化合物與蛋白質轉變為脂肪（三酸甘油酯），但好處是儲存空間無限。

　　這兩個系統可以用冰箱（肝醣系統）與冷凍櫃（體脂肪系統）來比喻——我們會以這兩種方式來儲存過多的食物。若將食物儲存在冰箱，食物的放入或取出都非常方便；但是冰箱的儲存空間有限，當冰箱滿了，我們就可以選擇將食物冷凍。將食物儲存於冷凍櫃較為困難，因為需要適當打包才能冷凍；然而，冷凍的儲存空間卻是無限的，因為地下室永遠有增加冷凍櫃的空間。

斷食期間發生了什麼事？

　　斷食期間，食物能量的儲存過程會發生逆轉。胰島素會降低，這個訊號會告知身體，開始使用某些儲存的食物能量，以供給身體能源。

喬治・卡希爾（George Cahill）博士如此描述進食及長時間處於斷食或飢餓的 5 個階段（其中 4 個階段在圖 7.2 中有所敘述）：進食後的頭 4 個小時，胰島素濃度很高，葡萄糖的消耗主要仰賴外在的攝入。這些葡萄糖可為體內所有組織使用，但身體仍然會將食物能量轉以肝醣形式儲存。一旦肝醣的儲存空間不足，過多的能量就會轉換為體脂肪。

進入第二階段（進食之 4 至 16 小時）時，外源性葡萄糖不再能成為能量的來源，因此需要仰賴身體的儲存。最常被立即消耗的能源為肝臟中的肝醣。肝醣會被分解為葡萄糖分子，輸送到身體其他地方，以供給能量所需。這些肝醣儲存可維持約 24 小時，因此，如果你沒有在運動，或斷食超過 24 小時，就不一定會強迫身體燃燒脂肪或蛋白質。

到了第三階段（進食之後 16 至 30 小時），肝醣的儲存開始耗盡，體脂肪卻還未能使用。為了彌補這段時間的能量供應，身體會由蛋白質製造葡萄糖。這個過程稱為糖質新生，意即製造新的葡萄糖分子。這段期間，身體會由使用葡萄糖轉為使用脂肪與少量蛋白質等，這些身體本來的儲存型式。此一階段也是許多人的擔憂所在，因為他們相信構成肌肉的蛋白質會被分解。然而，基於某些原因，這些觀念是被大大誤用的，本章稍後會詳細討論。

大部分的器官及肌肉都可以直接使用脂肪（三酸甘油酯），但是大腦由於血腦屏障的緣故，無法直接使用。此外，因為腦部需要很多的能量，故會迅速消耗可用的葡萄糖；肝臟會藉由脂肪來製造酮體，以產生代償。這些酮體可以穿過血腦屏障，成為腦部可以使用的能量來源。大約有 60％ 至 75％ 腦部所需的能量是由酮體衍生而來，能顯著減少葡萄糖（大部分由蛋白質所製造）的使用。

圖 7.2 斷食與進食間的四階段

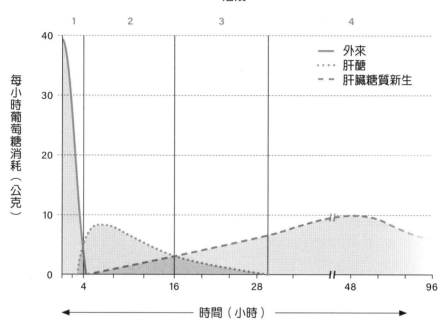

階段	1	2	3	4
血液葡萄糖來源	外來	肝醣 肝臟糖質新生	肝臟糖質新生 肝醣	肝臟糖質新生 肝臟及腎臟
使用葡萄糖的組織	所有組織	幾乎所有組織，除了肝臟、肌肉及脂肪細胞之外，它們對葡萄糖的使用率已經遞減	幾乎所有組織，除了肝臟、肌肉及脂肪細胞之外，它們對葡萄糖的使用率仍在遞減，大約介於第2至第4階段之間	大腦、紅血球、腎臟髓質、少量肌肉

在第四階段（攝取食物 30 小時至 24 天之後），身體會將儲存的脂肪轉作能量。在此期間，體內大部分的組織均轉以燃燒三酸甘油酯作為能量，只有大腦、紅血球細胞及腎臟的內層組織仍需要使用葡萄糖。這些葡萄糖多數來自某些三酸甘油脂的甘油結構，而少部分來自蛋白質的分解。此階段唯一的明顯區別，在於蛋白質的分解量大為減少。在延長斷食期間，身體大多會燃燒脂肪。[3]這是合乎邏輯的，因為身體儲存食物能量的形式，主要就是脂肪。

延長斷食的整體過程，基本上就是能量代謝的轉移，即由葡萄糖（食物與肝醣）轉變為體脂肪。雖然還是有一些蛋白質被分解，我們將在本章稍後的葡萄糖需求與蛋白質分解單元中論及這個部分。根據臨床研究顯示，斷食 24 小時並不會讓身體燃燒更多蛋白質，以作為能量。雖然長期研究的確顯示身體並不會加速蛋白質的代謝，但是由於某些蛋白質持續氧化，有些人擔心可能會造成肌肉或組織的消耗。這些是我們所需要擔心的嗎？

臨床研究

週期性地停止進食，無論是非自主性的飢餓，或是自主性的斷食，打從人類出現以來，就已經是自然生活的一部分。近年以前，食物並非唾手可得，為了在艱困時期存活，早期人類需要在食物充足時，就將它們儲存為身體脂肪，以備不時之需。如果人類沒有一個高效率的儲存與提取食物能源機轉，人類可能早就滅絕了。

隨著食物供應趨於穩定，許多文化及宗教均開立了自主斷食的處方。例如，傳說耶穌曾捱餓四十晝夜，許多追隨者紛紛依此方式執行斷食，且並未因此對健康產生顯著損害。眾多穆斯林在回教神聖的齋戒月中斷食，除此之外，也在一年中的其他日子，每週固定斷食兩次。在這些情況下，斷食被認為是一種潔淨的過程，而並不包含任何燃燒肌肉的傷害。

　　進食與斷食的循環可追溯至史前時代，此舉似乎並未對肌肉質量產生嚴重的不良影響。現今所存對於傳統社會的描繪，例如美洲原住民、北美因紐特人或是非洲部落居民，都是活躍且充滿能量，而非枯瘦無力的。在希臘東正教會中執行數天斷食的人，並不會表現得疲憊及無力。人類的設計就是將食物能量儲存為脂肪，在食物缺乏時燃燒肌肉，簡直是天方夜譚。如果真的如此，那麼在 20 世紀以前，所有經歷過這些循環的人們，無論是間歇性的飢餓或斷食，身體最後都只會剩下純粹的脂肪。事實卻非然，他們都是強壯而精瘦的。

　　最近的臨床證據顯示，以 24 小時為間隔的斷食與進食循環，並不會造成肌肉流失。在 2010 年的研究中，隔日斷食可讓受試者的體脂肪明顯降低，而非脂肪組織的質量則不變。在此研究所規範的排程中，受試者在進食期間可依照正常時間進食，隔日則實行斷食。此外，學者也從中發現許多斷食之於代謝的好處，例如減少膽固醇、三酸甘油酯以及腰圍，並減輕體重。[4]

　　一項 2016 年的研究，比較了間歇性斷食與卡路里限制（大部分健康專家所建議的傳統減重方式）間的不同。[5]兩個族群都減少了相當的體重，但是間歇性斷食只流失了 1.2 公斤的非脂肪組織，而卡路里限制者卻流失了 1.6 公斤的非脂肪組織。當我們比較非脂肪組織增加的比例，可以發現斷食組增加 2.2%，卡路里限制組卻只增加 0.5%，這表示斷食保留非脂肪組織的能力，與卡路里限制相比高出了 4 倍。更重要的是，斷食組所消除的危險性內臟脂肪，幾乎是卡路里限制組的 2 倍。該研究也提出了其他斷食的重要好處。長期的卡路里限制會使基礎代謝率下降，間歇性斷食卻不會。因為斷食（指的並非長期的卡路里限制）會誘發荷爾蒙的反向調節，身體會轉換能源的使用，而非將其關閉。此外，長期卡路里限制會增加身體的飢餓荷爾蒙（飢餓素），斷食卻無此現象。斷食所產生的飢餓感較卡路里限制來得少，也較容易遵循。以上都是斷食勝過減重的壓倒性益處。

雖然許多人擔心斷食會使得肌肉減少，但根據過往的長期經驗，以及數個人類的臨床試驗，證實結果完全相反。間歇性斷食比起傳統的減重方式，可以保留更多的非脂肪組織。讓我們再次思考糖質新生（將蛋白質轉變為葡萄糖）的過程，為什麼這是保留肌肉的較好方法？某部分是由於糖質新生發生於最後一餐的 24 小時之後，另一個部分則是斷食可增加反向調節荷爾蒙。

反向調節荷爾蒙

斷食期間，胰島素會下降，其所引發的身體反應，為增加**反向調節荷爾蒙**（courter-regulatory hormones）。此一名詞的產生，是由於這些荷爾蒙的數值與胰島素呈反比，若胰島素上升，這些反向調節荷爾蒙就會隨之下降；當胰島素下降時，這些反向調節荷爾蒙就會隨之上升。它們對葡萄糖的代謝效應也呈相反的狀態。胰島素會促使身體儲存葡萄糖與脂肪，反向調節荷爾蒙卻會促使身體使用葡萄糖與脂肪。活化自主神經系統能使反向調節荷爾蒙，包含腎上腺素與正腎上腺素上升，其他的反向調節荷爾蒙則包含類固醇與生長荷爾蒙。

交感神經系統

交感神經系統控制所謂的「或戰或逃」（fight or flight）反應。舉例而言，若你今天突然遇到一隻飢餓的獅子，身體會活化交感神經系統，使身體處於能夠迅速備戰或逃離的狀態。你的瞳孔會擴張，心跳會加速，身體會將葡萄糖釋放於血液中，以提供即時能量。這是一個極端的例子，但在斷食早期，交感神經系統會稍微活化，皮質醇、腎上腺素及正腎上腺素被釋放於血液中，成為提高身體活動的一部分。

與許多人的預期相反，斷食，甚至是延長斷食期間，並不會造成身體系統的關閉，反而能強化身體，並使之處於行動狀態，因為反向調節荷爾蒙會讓身體充滿能量。即使斷食長達 4 天，也還是可以增加基礎能量消耗（或稱作基礎代謝率）。[6] 這些能量是用來生產熱能，以供給大腦、心臟、肝臟、腎臟及其他器官。

當實驗測量基礎代謝的能量時，發現斷食達 4 天後，身體所可使用的能量比斷食初期要**多出** 10%。雖然多數人認為，斷食期間身體系統會隨之關閉，但結果卻是相反的。斷食至少 4 天，似乎並不會讓你感到疲憊，反而能使你更有精神。

斷食期間，身體主要的能量來源由食物轉換至儲存的熱量，也就是體脂肪。想像我們是史前人類，而現在正值冬天，食物匱乏，我們已經 4 天沒有進食。若身體開始關閉系統，那麼尋找食物的任務只會變得更加困難，我們都會陷入惡性循環當中。每天都沒有進食，更難獲得足夠的能量去捕獵，隨著時間消逝，我們存活的機率也逐漸渺茫——若真如此，人類物種便無法存活。幸運的是，我們的身體並沒有這麼笨。

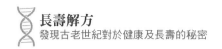

相反地，人體會轉換燃料的種類以提供充足能量，使我們有足夠的力氣狩獵。基礎代謝率、交感神經張力及正腎上腺素的增加，也會讓人體充滿動能，利於捕捉食物。於此同時，最大攝氧量，即靜止時所測得的代謝率，也會一併增加。

生長荷爾蒙

另一個在斷食期間會顯著增加，值得注意的反向調節荷爾蒙，是生長荷爾蒙。研究顯示，斷食一天可以刺激生長荷爾蒙增加分泌 2 至 3 倍之多，並且持續分泌至完全斷食後 5 天。[7]首先，這似乎與常理背道而馳，為何在不進食的期間，身體會想要增加生長？生長荷爾蒙正如如其名，負責傳遞可以長大、長高的訊息給身體組織。如果沒有可獲取的營養，如何生長？

我們可以從身體進食與斷食循環的狀態中找到答案。當我們進食時，葡萄糖與胺基酸會被吸收，並運送至肝臟。胰島素被分泌，以通知身體儲存進入體內的食物能量。當我們處於**攝食**狀態，人體所有的組織都會使用葡萄糖，多餘的糖則以肝醣形式儲存在肝臟，或轉為體脂肪。

餐後數小時，體內的葡萄糖及胰島素開始下降，傳遞人體展開**斷食**的訊息。如同前文所描述的，身體對於斷食或飢餓，有一套可預測的適應模式。肝醣能夠被移動，並分解為單一葡萄糖分子以提供能量。糖質新生會將某些蛋白質轉化為葡萄糖，而身體則開始由代謝葡萄糖，轉變為代謝脂肪。這段期間內，生長荷爾蒙雖然上升，但由於胰島素與 mTOR 的濃度均低，所以沒有蛋白質被合成。因此，在高濃度的生長荷爾蒙下，身體卻只有很少量的生長。

一旦你開始進食或打破斷食，身體就會再度進入攝食階段。在長期斷食之後，生長荷爾蒙濃度很高，因為餐後的胺基酸含量豐富，身體會開始重建所有必需的蛋白質，以取代在斷食期間被分解的蛋白質。而胰島素會刺激蛋白質合成。所以在復食的階段，體內會有高濃度的胰島素、生長荷爾蒙、胺基酸及葡萄糖，以供給能量，這些物質對於建構或重建蛋白質而言，都是必要的。與自噬相同，這樣的過程意味著汰舊換新，因為人體會優先分解不需要的蛋白質，並重新建造身體所需要的。就此層面來說，斷食會使非脂肪組織再年輕化。

葡萄糖需求及蛋白質分解

在斷食的情形下，身體需要維持足夠的葡萄糖，以維持腦部的正常運作。當肝臟與肌肉轉以脂肪酸為能量，而腦部轉以酮體為能量，大致來說，葡萄糖的需求就沒有那麼高了。身體可以將某些甘油轉化為葡萄糖，但是這個轉化總量是有限制的。剩下的葡萄糖需要由糖質新生製造，因此仍有少量的蛋白質被分解。然而被分解的蛋白質並不僅限於肌肉細胞，最快且最先被轉化為葡萄糖的蛋白質，是皮膚及腸黏膜。傑森・方醫師透過密集飲食管理計畫，與患者合作超過 5 年，利用治療性斷食為患者減重。在此計畫中，即便患者減去超過 100 磅，也無須轉介至專科進行皮膚移除手術。此外，免疫細胞亦處於高轉換狀態，其數量在斷食期間也會減少，這可以解釋斷食在臨床上的抗發炎效果。而肌肉細胞由於轉換率不高，則相對被保留。蛋白質異化作用（分解作用）從每天 75 公克降至每天 10 至 20 公克，以便在其飢餓期間保留蛋白質。[8]

蛋白質的代謝在精瘦與肥胖者身上，有著顯著的差異。在斷食期間，肥胖者所燃燒的蛋白質比精瘦者少了 2 至 3 倍。這非常合理，如果身上有比較多的體脂，則身體會使用較多的脂肪；反之，如果體脂肪較少，身體則會被迫使用蛋白質。這種情況不只發生在人類身上，在動物身上也相同。早在百餘年前，研究學者便發現，由蛋白質轉換而來的能量來源比例，在體脂肪較多的動物（如哺乳類、鵝）身上較高，而在精瘦的動物（如齧齒類、狗）身上則較低。如果身上的脂肪較多，就會較蛋白質優先被使用。因此，雖然肥胖者的蛋白質含量比精瘦者多，肥胖者卻會以較慢的速率流失蛋白質（見圖 7.3）。

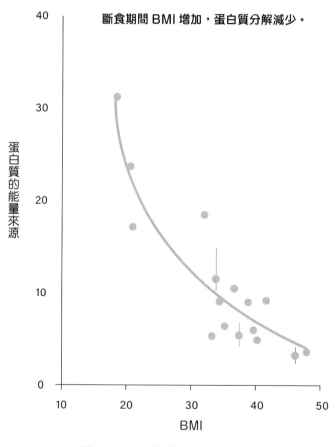

圖 7.3　BMI 與能量來源關係圖

　　在延長斷食期間，BMI 指數 20（過瘦臨界值）的人，有將近 40％
的能量來源須仰賴蛋白質；與 BMI 指數 50（病態性肥胖）的人相比，
後者只有 5％ 的能量來源需要依靠蛋白質（見圖 7.3 所示的蛋白質分解
減少）。這再次印證了我們人體所固有的生存能力。如果身體有脂肪儲
存，就會使用脂肪；如果沒有儲存，就不會使用脂肪。

　　在延長斷食期間，肥胖者的脂肪氧化占了 94％ 的能量消耗，但精
瘦者卻只占 78％；蛋白質氧化使用了所有的剩餘能量，因為當斷食超
過 24 小時之後，就幾乎沒有碳水化合物留在體內了。精瘦者產生酮體
的速度，也較肥胖者快（見圖 7.4）。[10]

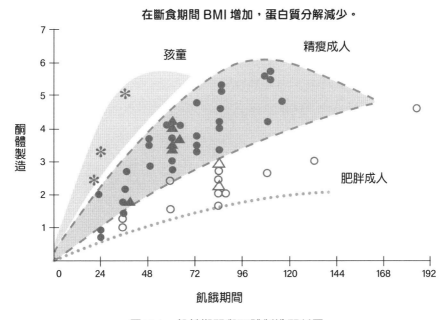

圖 7.4　飢餓期間與酮體製造關係圖

> 來談談飢餓期間，
> 孩童、精瘦成人及肥胖成人，
> 在酮體製造上的差異。

　　斷食期間所需的蛋白質量，完全依照你的情況而定。如果你屬於肥胖者，斷食對你則非常有益，你會燃燒更多的脂肪而非蛋白質。如果你非常精瘦，斷食或許對你好處並不大，因為會燃燒較多的蛋白質。身體比你所想像的聰明，可以同時處理兩種不同的狀態──進食與斷食。但身體調控的機制究竟為何，目前仍然未知。

　　至於少量的蛋白質被分解，是件壞事嗎？不完全是。肥胖者大約比精瘦者多出一半的蛋白質。這些多餘的皮膚、承受脂肪細胞的結締組織、供應這些脂肪的血管等等，全部都是由結締組織構成。想像一下第二次世界大戰中，在集中營生還的日本戰俘。這些人身上沒有多餘的贅皮，因為身上所有多餘的蛋白質，都已經燃燒用作能量供給，以維持更重要的身體功能。

　　更重要的是，許多與年齡相關的疾病，其表現都是過度生長，不只脂肪，蛋白質也是。例如，阿茲海默症的特徵是大腦中的蛋白質過度沉積，阻斷了適當的信號傳導。癌症則是各種組織的過度生長，包含許多種類的蛋白質。如果今天我們面對的眾多疾病，都算是過度生長，那麼，分解蛋白質的能力，將會是維持健康一個強而有力的工具。

　　細胞回收系統對健康的影響極大，這或許就是自噬作用的力量。在斷食期間，必定會有蛋白質的匱乏，營養感測器 mTOR 減少，以刺激身體分解老舊、無功能的細胞間質。復食之後,身體就會建立新的蛋白質,取代老舊的部分,為一個完整的更新循環。身體製造新的物質,而非維持老舊的物質在體內。用新的物質取代老舊的物質,是一個抗老化的過程。

第8章

茶

數千年來，飲茶的習慣在各種文化中源遠流長。許多亞洲國家認為，飲茶除能促進健康，也是一種家庭團聚的形式。茶的製造過程繁複，當中含有許多促進長壽的物質。在這個章節，我們將討論茶的歷史，茶對健康的好處，以及其促進健康及長壽的物質與機轉。

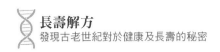

茶的簡史

茶是世上最受歡迎的飲品之一，僅次於水。一般認為茶來自中國，每年約有 250 萬噸的茶葉被製造，其中有將近 20％為綠茶。現存最老的茶樹位於中國雲南省，估計約有著 3,200 年的歷史。

根據傳說，神農氏在西元前 2,700 年發現茶。他試圖探究攝取不同植物的效果，並在一天之內嚐遍超過百種植物。某次當神農氏在煮水時，有些葉子落入了鍋內。這種「茶」帶點苦味，但可以使他的思考更快，視力更清晰。

在此之後，茶就像病毒般席捲全世界。如果西元前 2,700 年有網路的存在，茶可能早已完全顛覆網路。許多探險家足跡遍佈世界各地的古老航線，而茶就是他們的最佳旅伴。茶這個字的原型為「荼」，意為「苦」。到了 7 世紀中期，「荼」字的用法漸為人們捨棄，而演變為「茶」。現今，幾乎所有國家均使用「tea」*或「cha」的變體稱呼之。中國福建省的古老方言「閩南話」，將茶稱為「te」，這個名稱經由海上貿易散佈，被翻譯成各種語言，從英文的 tea 到毛利人的 tii 皆由此出。而在中國內陸地區則使用「茶」這個字，這個名稱經由古老的絲路傳播，衍生出斯瓦希里的「chai」以及俄羅斯的「chay」。

佛教徒將飲茶的傳統帶到韓國及日本，在這些國家，茶被認為有許多醫學療效。西元 1211 年，日本禪宗榮西禪師撰寫了《喫茶養生記》，並被譯為《養生茶》（*Tea and Health Promotion*）。書中記載了許多關於茶的採收與製造過程，以及其對於健康的貢獻。榮西禪師認為，茶乃是「神品」，是「來自神明的禮物」。在此之前，只有貴族能享用茶飲，後來才逐漸普及至一般大眾。某次鎌倉幕府將軍源實朝

　*編注：「tea」一詞形成之初，ea 讀音為 [e]，整體音似「貼」，接近台語「茶」的發音。

因暴飲暴食而感到身體不適，喚來榮西禪師為他祝禱。榮西禪師遂以茶為輔，治癒了源實朝將軍，源實朝將軍從此也成為茶的愛好者。

　　葡萄牙貿易家將茶從中國帶回歐洲，西元 16 世紀傳至英國。英國將他們的品茶文化（及著名的不表露情感的文化），傳到世界上其他地方。英國從中國購入許多茶葉，但中國只對英國的銀有興趣，因此導致了巨大的貿易逆差。

　　西元 4 世紀，阿拉伯人將鴉片引進中國[*]。英國及其他歐洲國家刻意建立由印度出口至中國的鴉片貿易航路，以使整個國家淪陷於毒癮之中，從而抵銷上述的貿易逆差。中國政府對此新興危機感到憂慮，發布了鴉片貿易禁令，英國便令黑道組織滲入中國，以販毒的形式確保鴉片流通順暢。中英兩國二度的鴉片戰爭於焉展開，最後由英國勝利，取得香港。此外，由於茶葉的量不敷飲用，英國便從中國偷渡茶樹種植於印度，打破了中國四千多年來的製茶專利。這樣的無情與殘酷，讓英國得以成為稱霸世界的帝國。

　　早期對於茶的描述多專注於其療效，特別是對於消化道的功能，而非其口感（帶有苦味或某種金屬味）。現代的多數研究都將焦點著重於綠茶，因為綠茶具有高濃度多酚，以及具療效的兒茶素類複合物，其中最豐富的成分為 EGCG。傳統中醫認為茶可以幫助體重控制，目前對於茶的研究，或許僅能算是拾其牙慧。

▌茶是什麼？

　　茶是山茶屬植物（Camellia sinensis）的葉子，原產於亞洲的常綠灌木。我們所飲用的茶類有許多，包括白茶、普洱茶、烏龍茶及紅茶，

---

*編注：根據文獻記載，多數人認為鴉片應是在西元 7 世紀左右，也就是漢朝時傳入中國，
　作為醫藥用途使用。

其差異之處在於製程的不同。新鮮採收的茶葉要經過蒸煮、炒茶及乾燥等步驟，使分解顏色的酵素失去活性，產生隨處都能購得、不會氧化變色的綠茶。

白茶是採摘未完全打開的嫩葉，無經發酵，細小的白毛仍在芽上，因此稱之為白茶。綠茶則經過輕度，或不完全的發酵。普洱茶是由青毛茶製成，經過發酵、渥堆，並壓製為小茶磚。普洱的風味多元，包含甜、苦、花香、醇厚、木本、澀、酸、土、水及無味等。烏龍茶屬部分發酵，紅茶則是完全發酵的產物。多酚及兒茶素在未發酵的茶中會轉換為茶黃素（雖然某些 EGCG 也會被肝臟代謝為茶黃素），茶黃素的好處包含抗病毒、抗癌以及降低膽固醇。歐洲、北美及北非多飲用紅茶，而亞洲則偏好飲用烏龍及綠茶。

茶含有超過 4,000 種化合物，大多證實對人體健康有益；各種類黃酮化合物尤甚。類黃酮化合物也能從其他飲食中獲得，包含洋蔥、蘋果、花椰菜以及紅酒。這是非常有趣的現象，因為這些食物都被認為對健康有益，俗諺「一天一顆蘋果，醫生遠離我」，以及紅酒與健康長壽有關的觀念（第 9 章將提及更多關於紅酒的細節），皆屬於此。茶含有礦物質、抗氧化物以及胺基酸，是最豐富的植物營養素來源之一。東亞國家，例如日本，是世界上飲茶風氣最盛的國家；同時，他們也享有世界上最長的壽命——這或許並非偶然。[1]

一杯茶（2 公克的乾茶葉）能提供 150 至 200 毫克的類黃酮化合物，而每日平均的類黃酮化合物攝取量低於 1,000 毫克。飲食中高含量的類黃酮可降低 20% 的心臟病風險。類黃酮化合物或許能為重要的血管細胞內層，也就是血液與血管壁的分隔，帶來良好的影響。血管細胞內層的任何缺口，都會將底層的血管暴露而造成發炎反應，引發粥狀動脈硬

化（血管硬化），甚至可能產生血栓，形成心臟病及缺血性中風的潛在
風險。此外，依據阻塞的地點不同，其所導致的疾病也不同：

- 阻塞於心臟，稱為心臟病。
- 阻塞於腦部，稱為缺血性中風。
- 阻塞於腿部，稱為周邊血管疾病。

所有類型的阻塞，都會對血管造成相同的傷害，並產生血栓。

一份關於類黃酮化合物的研究顯示，[3] 對一般族群及糖尿病患者而
言，類黃酮化合物能顯著改善血管內皮細胞的健康，它能增強一氧化氮
的效果，而一氧化氮正是血管放鬆及降低血壓的關鍵因素。濃紅茶的效
果尤其顯著。研究學者也發現，巧克力及紅酒中的類黃酮化合物，同樣
具有類似的益處。綠茶中主要的類黃酮為無色的水溶性兒茶素，是其苦
澀味的來源。一杯綠茶含有 90 至 100 毫克的兒茶素，一種強效的抗氧
化物，可以幫助身體對抗發炎。與紅茶相比，綠茶的兒茶素濃度較高，
占淨重的 30%，當中一種含量特別高的兒茶素即為 EGCG，占了綠茶
中兒茶素的 50% 至 80%。由於一般沖泡過程無法使兒茶素完全釋放，
因此研究中所使用的是綠茶濃縮物（綠茶加上 EGCG 的補充物）。有
鑒於此，冷泡綠茶可能會是一個解決兒茶素萃取不全的方法。

兒茶素會在腸道中被吸收，但若消化系統中同時存在食物，會使吸
收效果明顯下降，因此空腹喝茶可以增加兒茶素的吸收。綠茶具有抑制
食欲的效果，有些人或許會因此產生噁心的感覺。以熱水沖泡而成的綠
茶，通常含有 70 至 100 毫克的兒茶素；採用冷泡滴製的綠茶，含量則
可達 3 倍。

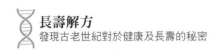

茶對於疾病的好處

　　許多研究發現，茶可以降低各種疾病的風險，包含心血管疾病、糖尿病、癌症，以及高血壓。接下來的內容，我們將會詳述研究學者是如何發現茶的益處。

心血管疾病

　　一項大型的丹麥研究 —— 歐洲前瞻性癌症與營養調查（EPIC-NL）[4]，花費超過 13 年的時間，追蹤 3 萬 7,514 位受試者，發現飲茶習慣與較低的心血管疾病機率具有關聯性。那些每天喝超過 6 杯茶的人，心臟病的發生率較他人降低 36％。另一個 2001 年的統合性分析發現，喝茶可以減少 11％的心血管疾病風險。[5] 根據 2002 年鹿特丹的研究，每天飲用超過 375 毫升（約 13 盎司）的茶，可降低 70％的心血管疾病風險。[6]

　　這些歐洲研究的受試者多半是飲用紅茶，但某些證據顯示，綠茶或許較紅茶更具有效益。[7] 一項統合性分析認為，中度的綠茶攝取（每天 1 至 3 杯），可以減少 19％的心臟病風險，而每天喝超過 4 杯，則可以使風險下降 32％。2006 年日本大崎的一項前瞻性研究，也證實飲用綠茶，具有強效的心血管保護力。[8] 經過 11 年以上的追蹤，飲用綠茶的受試者，其總體死亡率下降了 15％，而心臟病死亡率降低 26％，中風死亡率則減少 37％，如圖 8.1 所示。

　　不同茶類（如綠茶與紅茶）與不同的飲用方式，或許也存在著某些重要的差異。在北美洲，人們習慣從咖啡館購買茶飲，一個茶包加上熱開水，就要價 1.5 美元，或甚至更貴。如果要和研究中的受試者一

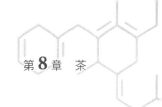

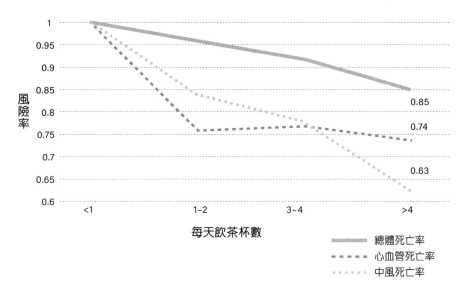

　圖 8.1　大崎研究結果

樣，每天飲用 6 杯茶，花費就高達 9 美元然而，在亞洲，人們喝茶如同
喝水一般，一個放滿茶葉的茶壺可回沖數次，一旦口渴，隨時都可飲
用。餐廳也是一樣的情形。若你在香港上館子，吃的是「飲茶」（yum
cha），這個名詞，實際上就是喝茶的意思。一壺茶放在桌上，用餐過
程中，服務生會不斷為其補充熱水。許多人的家中也是如此。晚餐時
刻，桌上擺的不是盛著水的玻璃杯，而是一壺茶，每個人都可飲用一
些。在亞洲，茶飲被視作是全日皆宜的飲品，一天喝上 6 至 8 杯也無妨。
相對之下，許多北美洲孩童喝的卻是含糖汽水或果汁——雖然這已經
算是最折衷的狀態了。

另一個東西方飲茶傳統的重要區別，是亞洲通常直接飲用茶品，而無額外添加糖或牛奶；在英國，則約有99％的茶飲加入牛奶。添加牛奶會造成什麼差別？在南威爾士（South Wales）的卡菲力研究（The Caerphilly study）[9] 中發現，增加茶的攝取，並不會減少心臟病發生的機率，這與先前所提到的研究相反。當時研究學者懷疑，牛奶會阻斷類黃酮的吸收。後來的研究證據顯示，紅茶或綠茶中的抗氧化效果會完全被牛奶阻斷，因為牛奶中的蛋白質會與多酚類形成化合物。[10]

飲用不添加牛奶的茶，甚至可以預防中風。[11] 一個2009年的統合性分析顯示，每天飲用3杯以上的茶，可以降低21％的中風風險。除了可改善血管內皮細胞功能、降低血壓，茶還含有茶胺酸。此種胺基酸在茶葉中的濃度極高，飲食中的茶胺酸幾乎都是從茶葉而來。茶胺酸可以輕易通過血腦屏障，對於中風所造成的傷害，或許會有幫助。

肥胖與第二型糖尿病

自1977年開始，肥胖與糖尿病便成為橫掃世界的流行病，擬定預防與治療策略，已成為全球的首要任務。許多奇蹟一般的減重藥物出現又消失，例如惡名昭彰的處方減重藥物芬芬（Phen-fen），就像是老派的街頭毒品，藉由加速新陳代謝減輕體重，但同時也會造成許多心臟問題。芬芬可以讓你變瘦，卻也能讓你猝死。羅氏鮮（Orlistat）是另一種減重藥物，它能阻斷脂肪吸收，具有減重效果，卻有著令人困擾的副作用，例如因油脂吸收不良所造成的腹瀉。接著登場的是諾美婷（Reductil），但它最後也由於心臟病及中風的副作用而下架。

某些減重食品雖不會置你於死地，卻成效不彰；咖啡生豆（green coffee bean）萃取物、覆盆子酮（raspberry ketone）及葡萄柚萃取物，都在此列。這些食品聽來不錯，但事實證明，它們都只是炒作。

　　然而，此中似乎有一個物質經得起時間的考驗，那就是綠茶。早在數千年前，傳統中醫就已發覺綠茶的減重效果。2016 年的一項隨機研究顯示，高劑量的綠茶萃取物（856 微克）效果顯著，可以減下超過 1 公斤的體重，並縮小腰圍。[12] 比較飲茶者與非飲茶者的狀態可以發現，茶葉裡的兒茶素，能明顯降低飢餓素。控制飢餓感顯然能使減重更容易。飢餓是人類最強烈的需求，控制飢餓是長期減重的關鍵。許多卡路里限制計畫都忽略了這一個因素，認為意志力能勝過一切，但人類無法以自由意志控制飢餓。你可以暫時忽略它，但當飢餓感每天都持續發生時，就幾乎無法忽略之。綠茶具有些微抑制飢餓素的效果，是斷食期間一個很好的補充飲品，兩者均為長壽的重要組成。但這項研究中所使用的兒茶素劑量，需要每天飲用 12 杯熱沖綠茶才能達到。

　　另一個 2009 年的統合性研究也發現了綠茶的減重效果，平均可使體重減少 1.31 公斤。[13] 綠茶中的兒茶素能增加新陳代謝速率，或許對減重有所幫助[14]，加上咖啡因，平均能夠增加 106 大卡，大約等於 4.6% 的能量消耗。單獨將咖啡因與綠茶做比較，後者的效果較預期好上 50 至 100%。其他研究[15] 也發現，即使將綠茶中的咖啡因減半，其所增加的新陳代謝率幾乎相同（4%）。

　　根據一份考科藍文獻回顧（Cochrane review）的資料顯示[16]，熱沖綠茶並非關鍵所在，上述的益處，只出現在兒茶素含量豐沛的茶當中。烏龍茶或許也同具效果，研究證實，連續 3 天，每天攝取 5 杯 10 盎司的茶，可以增加 2.9% 的能量消耗（大約 67 大卡），以及 12% 的脂肪氧化。[17] 烏龍茶是半發酵的茶類，因此呈現出的效果介於綠茶與紅茶之間，在中國與日本都相當受歡迎。

　　長期飲用綠茶可藉由增加基礎代謝率，幫助體重減輕，改善肌肉攝取葡萄糖的能力，並強化肝臟與肌肉的脂肪燃燒。[18] 雖然綠茶增加基礎代謝率的效果有限，但它也並非藉由製造微小的卡路里赤字，而是以改善身體的整體代謝健康，從而贏得這場減重戰役。因此，雖然每天只有100 大卡的差別，看似不顯著，但若能改善葡萄糖與脂肪的燃燒狀態，會造就很大的差異性。這就如同將老舊引擎取出，置換一個嶄新的強力引擎，成為脂肪與葡萄糖燃燒效能更佳的動力來源。脂肪的減少與人體的代謝能力增強有關，些微的卡路里赤字並不會起太大的作用；因為代謝會決定你的身體將如何處理攝入的卡路里（儲存或燃燒）。這些好處，都使茶飲成為改善健康的高效介入。

　　由於肥胖與第二型糖尿病密切相關，我們或許也可以期待茶及兒茶素的減重效果，能夠轉移至第二型糖尿病患者身上；事實也證明如此。一項 2009 年的安慰控制研究 [19] 中顯示了茶的驚人效果。含 582.8 微克兒茶素的綠茶，可以降低 0.37 的糖化血色素，這個效果幾乎可以與當今的某些糖尿病藥物媲美：作為內臟脂肪指標的腰圍減少 3.3 公分，收縮壓降低 5.9 毫米汞柱，舒張壓降低 3.0 毫米汞柱，三酸甘油酯的數值改善 10%。

　　在 2006 年，日本的一個協同性世代研究 [20] 為評估癌症風險，追蹤了超過 1.6 萬名受試者，發現每天飲用綠茶超過 6 杯的人，與每周只飲用 1 杯以下的人相比，第二型糖尿病的發生機率減少了 33%。此外，學者也發現飲用紅茶與烏龍茶，並不具降低糖尿病風險的好處。地中海群島飲食習慣研究（Mediterranean characteristics of the Mediterranean islands study, MEDIS）研究發現，希臘賽普勒斯與克里特島上的 1,190 個長者，也有中度（每天 1 至 2 杯）、長期（至少 30 年）的飲茶習慣。

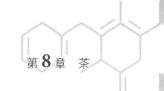

飲用綠茶或紅茶與降低血糖有顯著的相關性，能減少 70％罹患第二型
糖尿病的機率。耐人尋味的是，研究中幾乎所有具飲茶習慣的人，也都
有飲用咖啡的習慣，顯示出咖啡額外的加乘效果。

　　與高加索人相比，亞洲人對於茶的反應較佳，這或許與基因差異
有關。兒茶素會抑制兒茶酚—O—甲基轉移酶（COMT），以增加能量
的消耗。亞洲人帶高活性兒茶酚—O—甲基轉移酶的比例較高，而綠茶
中的兒茶素能抑制此酵素，預期可產生較好的效果，這也解釋了種族的
差異性。飲茶平均能讓亞洲人減少 1.51 公斤，但是高加索人只減少 0.8
公斤——即便如此，0.8 公斤的成效也是相當可觀。[22]

高血壓

　　高血壓被稱為沉默的殺手，因為它雖會增加心臟病與中風的風險，
卻常常沒有徵狀。傳統中醫相信茶可以降低血壓，現代的研究也證實如
此。一個挪威的研究 [23] 顯示，即使經過長達 12 年的追蹤，仍然可以發
現喝茶與降低血壓間的關聯性。單就降低血壓而言，其效果中等（4 毫
米汞柱），但與其改善血管內皮 [24] 的功能合併來看，經過數百萬男女
性數十年來加成的研究結果，其整體成效非常巨大，可省下大筆未來開
支，並減少人類所受的疾病折磨。一項台灣的研究 [25] 也顯示了相似的
結果，除出現了與挪威研究的相同的劑量反應關係，也顯示多年的飲茶
習慣，能帶來較低的血壓。綠茶或許也具有許多抗血壓的效益。一個
2011 年的隨機研究顯示 [26]，飲茶可以降低 5 毫米汞柱的血壓，除此之外，
對於膽固醇（降低低密度脂蛋白，並增加高密度脂蛋白）、胰島素阻抗、
抗發炎以及抗氧化壓力均有改善功效。

癌症

關於茶對預防癌症的效果，各研究結果並不一致。根據國家癌症中心（National Cancer Institute）的說法，「這些研究的結果通常不具一致性，但是某些研究發現，茶能夠減少大腸癌、乳癌、卵巢癌、攝護腺癌與肺癌的發生」。[27] 茶葉中主要的成分 EGCG，被證實具有抑制胰島素刺激 mTOR 及磷脂肌醇 3—激酶（PI3K）生長的路徑。兩個路徑在許多癌症中都被過度活化，因此養成飲用綠茶的習慣，或許有助於預防癌症。除此之外，飲茶對於改善癌症的預後或許也有所幫助，也能夠降低乳癌的發生機率。[28] 有飲用綠茶習慣的人，乳癌復發或罹患大腸、直腸癌的機率或許也較低。[29] 綠茶中的兒茶素可預防遠端轉移，或誘使癌細胞凋亡（即計畫性細胞死亡）。EGCG 能與死亡配體結合，活化粒線體路徑；一旦粒線體路徑活化，細胞就會死亡，且永遠沒有機會癌變。

為何要喝茶？

因為飲茶的人數眾多，改變健康的潛能非常巨大。即使茶只能帶來極小的益處，但若全球數十億的人口每天都喝上數杯茶，仍能為大眾健康帶來十分可觀的效益。有大量的數據顯示，減重有助降低罹患心臟病、中風、癌症與第二型糖尿病的風險。茶對於長壽的貢獻是多面向的，數千年來，已成為人類文化的一部分。

最重要的是，喝茶相對容易施行，潛在效益眾多，幾乎零風險，作為預防形式的成本也非常低。飲茶的好處多多，因此，比本標題更好的問題應當是：「為何**不**喝茶？」

第 9 章

紅酒與咖啡

釀酒的歷史可以追溯至上萬年前，由高加索地區發跡，逐漸傳播至美索不達米亞、腓尼基、埃及、希臘，以及地中海等地。紅酒最初雖被全世界公認為長壽及健康的泉源，後來卻被視作惡名昭彰的致命毒瘤，在美國頒布禁酒令的期間，許多國家也紛紛跟進。然而，過去 50 年來，這樣的觀點已逐漸扭轉，飲酒被視為一種健康的習慣，科學如今才趕上古代文明的智慧。我們將於本章討論飲用紅酒及咖啡所能為健康帶來的益處，以及每日建議的飲用量。

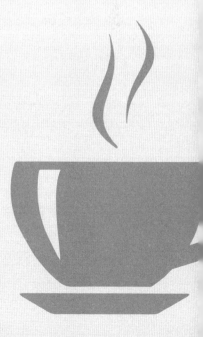

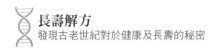
紅酒

罕薩村坐落於巴基斯坦北部喜馬拉雅山，海拔高於 8,500 英呎，村中居民為群峰所包圍，完全與世隔絕，以長壽著稱。1979 年，前往參觀的學者震驚地發現，[2] 村中有許多非常健康的人瑞，從 101 歲至 109 歲皆有；他們的血壓正常，心電圖也沒有顯現粥狀動脈硬化的跡象。以此高齡而言，他們的身體仍相當敏捷，不只能快速行走與移動，最愛的嗜好是到附近的梯田工作。這樣的生活型態，明顯與美國的老年人迥異。就算美國人可以幸運地活到 100 歲，通常也已很難走到洗手間。雖然罕薩居民的實際年齡存在著一些爭議，因為他們沒有出生證明，但是他們的確對於如何優雅老化，有著一套清楚的解方。

罕薩的居民視杏桃為珍貴的食物，會加入自家釀的酒中，稱之為罕薩水（Hunza-Pani）。其中 6 個狀況最佳的人瑞宣稱，他們每天都會喝酒。他們認為自由地飲用自家釀酒，是其長壽祕訣及紓解壓力的方式。這當然也可以成為我們的長壽祕訣。

紅酒的歷史

酒存在於人類文化中已有數千年歷史，不只是成為飲食的一部分，也成為社會與宗教的一部分。酒的起源比聖經時代要早，至少可追朔至新石器時代（約西元前 1 萬年），但也可能更早。世界各地均釀造酒，差別只在於原料的不同。然而，酒究竟是健康的蜜糖，還是毒藥？

現代醫學之父希波克拉底認為，人類應該將大量「淡酒」（摻水酒）視作生活必需品。[4] 將酒水混和作為預防毒性的溶劑，是常見的作法；有時候也會加入蜂蜜，使酒帶有甜味。希波克拉底除將酒作為傷口消毒劑，也作為鎮定劑、麻醉劑與利尿劑使用。₅古希臘人將酒視為食物與藥物，他們用酒沖洗傷口，也將其當作服用藥物的介質。₆希臘與羅馬人相信，飲用薄酒對健康的許多面向具有益處。希臘艾菲索斯的醫生盧福斯（Rufus），在西元 1 世紀時曾寫下這樣的句子：「與其他東西相比，酒對健康的貢獻最值得讚揚；然而，若不想承受無可挽回的疾病，就得謹慎飲酒。」₇這句話描述了酒的兩個天然特性：小劑量飲用可以產生高度效益，大劑量引用卻可能帶來毒性。在希臘羅馬時代，凱薩大帝也曾命令他的軍隊隨餐飲酒，以保護腸道，避免感染。

16 世紀，德國醫生帕拉塞爾蘇斯（Paracelsus）寫下了這段話：「無論酒被視為營養、藥物或毒物，都取決於劑量。」這位毒物學之父因為建立了毒物的基本準則「只要劑量足，萬物皆有毒」，而備受推崇。利用微量有毒物質來促進健康，稱為毒物興奮效應，這些有毒物質包括肉毒桿菌（Botox），和老鼠藥成分之一的可邁丁（Coumadin，用來減少血液凝集）。這個原則或許也適用於紅酒。

美國前總統湯馬斯・傑佛遜（Thomas Jefferson）也曾寫下：「長年的飲酒習慣，已經成為我健康中不可或缺的事物。」著名的法國生物學家路易斯・巴斯德（Louis Pasteur）這樣記錄他的發現：「酒是最健康與衛生的飲品。」在威廉・希伯登（William Heberden）描述狹心症的紀錄中，註記著：「紅酒與烈酒可以緩解症狀」──他認為酒是一種強力的冠狀血管舒張劑。₈

然而，20 世紀初期，輿論開始認為不論喝多喝少，酒都是種毒物，使得過去將紅酒視為長壽因子，以及維持心血管健康要角的觀念發生了巨變。這樣的變化最終導致世界多國頒布飲酒的禁令，包含 1920 年至 1933 年的美國。

禁令期間，所有酒的販售、運輸及飲用均被禁止。推行此禁令的領導者擔心許多酒癮所衍生的負面情況，包含肝硬化等健康問題，以及家暴和曠職等社會問題。這個禁酒令的雛型萌發於 19 世紀初期，到了 1893 年反沙龍聯盟（Auti-Saloon League）成立時，禁酒活動的影響力變得更深遠。對飲酒持反對態度的團體，認為完全禁止酒類及其相關產業，能為大眾健康帶來很大的好處。

全國的酒精攝取量的確在 1920 年急遽下降。據統計，每人的酒精使用量平均減少約 30％，但由於走私、非法釀造與組織犯罪猖獗，這個數據已無法再降得更低了。禁令最後雖被撤銷，酒卻在大眾心中留下了不利健康的印象。戒酒被認為是一種美德，此一觀點在 20 世紀結束前，仍持續發酵。

想來不可思議。21 世紀的研究一致發現，適度飲酒可以降低心臟疾病，而紅酒具有最大的保護效力。，然而，大量飲酒卻會產生滑坡效應，因為過量的酒精仍然與較高的死亡率，以及心衰竭、心律不整脫離不了關係，印證了「只要劑量足，萬物皆有毒」的說法。

> 「紅酒相當適合人類飲用，
> 無論其健康與否。」
> ── 希波克拉底

法國悖論：紅酒是祕密成分嗎？

　　1960 年代起，美國人開始相信攝取過多的脂肪會導致心臟病，便無所不用其極地想要去除飲食中的脂肪，例如切除肉類可見的脂肪，攝取低脂雞胸肉，或飲用低脂牛奶。於此同時，法國人仍然持續享用傳統的全脂起司及肥肉。與美國人相比，法國人攝取幾乎超過 3 倍的動物脂肪，但是罹患心臟病者卻只有一半。[10] 我們稱這種情形為法國悖論（The French Paradox）[11]，此現象適用於同樣攝取高飽和脂肪，心臟病死亡率卻較低的希臘及西班牙。

　　針對此悖論，多數的解釋為天然動物脂肪不會引起心臟病，而這個觀念仍持續進化中，我們會在 11 章進行關於脂肪種類的詳細論述。學者以科學方法深入探究這個悖論，並得到了驚人的發現，揭開了紅酒的潛在好處。法國悖論是種特殊情形，因為法國人飲酒的比例遠高於其他國家。[12] 法國生產全世界最多的酒類，紅酒莊園的數量位居第二（西班牙第一）。雖然紅酒曾被認為是心臟病的危險因子，現在卻逐漸翻身，成為保護因子。

　　第一個令人驚訝的發現始於 1979 年。研究結果顯示，少或適量的酒精攝取，或許有益健康。學者調查 18 個已開發國家，包含加拿大及美國，設法尋找心臟病死亡相關的危險因子（見圖 9.1）。[9] 此時的學者對於酒一點都不感興趣，而是將重點放在醫護數量，以及對病人健康照護的改善上。出乎意料的是，擁有較多醫生的國家，同樣具有較高的心臟病罹病率。此外，由於研究者也將健康資訊與酒精使用納入研究資料，故能檢視飲酒所可能導致的結果，例如較高的酒精攝取量與較多的車禍死亡相關，突顯了酒後不駕車的重要性。

　　除上述結果外，研究學者還意外發現，針對心臟病最強的保護因子，是適度的酒精攝取。他們將酒精飲品分為紅酒、啤酒及烈酒，更進一步地檢視此現象，發現只有飲用紅酒的人能獲得心臟保護力。這是此類研究的先聲，後續眾多研究也都證實了這項意外的發現，絕非偶然。

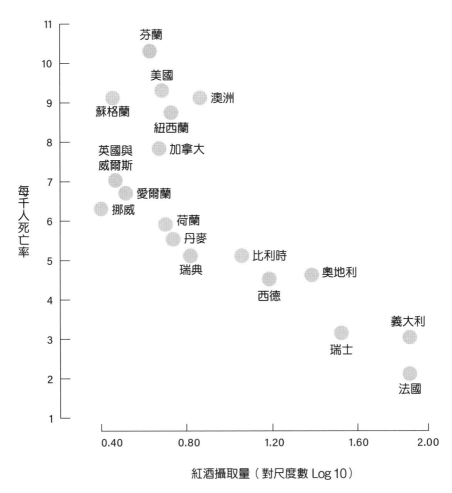

圖 9.1　已開發國家紅酒攝取量與心臟病死亡率關係圖

紅酒研究

　　一項哥本哈根長達 12 年、追蹤 2 萬人的心臟研究 14 再次發現，每天適度飲酒，可降低死亡率（見圖 9.2）。在這項 1979 年的研究中，只有紅酒能達致此效果，啤酒或其他烈酒均無此益處。

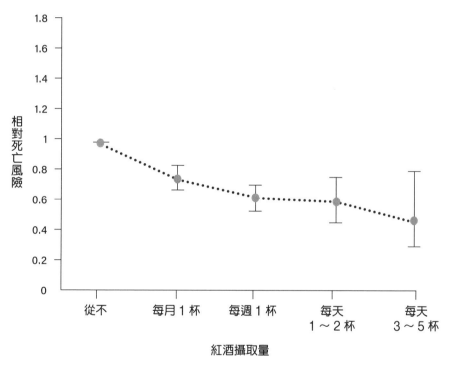

圖 9.2　已開發國家紅酒攝取量與國民相對死亡風險。

　　飲用紅酒的好處很多，每天飲用 3 至 4 杯紅酒，死亡率幾乎是不飲用者的**一半**（相對風險 0.51），令人驚嘆。一項法國的研究顯示，適度攝取酒精能減少 33％總體死亡風險，但該研究同樣表明啤酒不具此效益。15 在中國，酒精的攝取來源主要為米酒。研究顯示，飲用米酒能減

少 19％死亡風險，效果雖小，但仍十分顯著。16 美國受試對象涵蓋 120
萬人的「癌症研究預防計畫二」（Cancer Prevention Study II）也發現，
適度飲酒可降低 30％至 40％死亡風險（我們將在後文詳細說明）。日
飲一杯紅酒，能為人體帶來最大的好處（見圖 9.3）。過度飲酒仍然存
在危害，特別是對年輕族群而言，可能會增加暴力及意外死亡的風險；
對高齡者來說，過量的酒精攝取則會增加肝硬化的風險。17

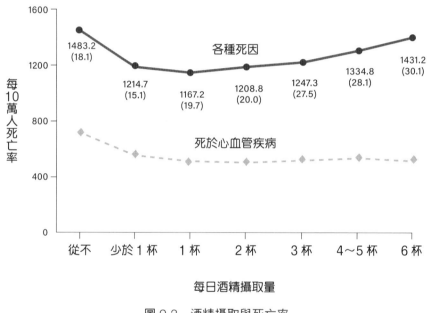

圖 9.3　酒精攝取與死亡率

其他研究也顯示，適度飲酒可以降低總體死亡風險與冠狀心臟疾
病，證實了癌症研究預防計畫二所發現的結果（見圖 9.4）。

從美國的數據顯示，你或許可以猜想得到結果。適度的酒精攝取可
減少心血管疾病的發生率，但若增加攝取量，則無法獲得更大的益處。
飲用更多的酒，只會增加酒精所造成的疾病風險，包含肝臟疾病及某些

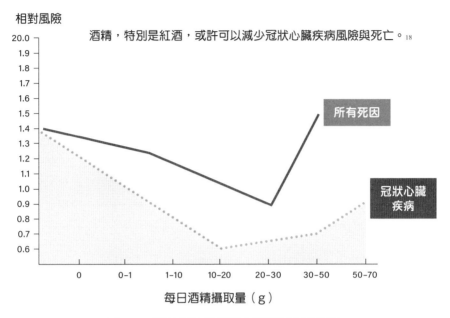

相對風險

酒精，特別是紅酒，或許可以減少冠狀心臟疾病風險與死亡。[18]

所有死因

冠狀心臟疾病

每日酒精攝取量（g）

圖 9.4 酒精攝取與與死亡相對風險關係圖

特定癌症，抵銷了原有的正面效果。據軍中統計，大量飲酒會增加意外、自殺及暴力的死亡風險。[19]

婦女健康研究（Women's Health Study）最近也再度證實，與沒有喝酒習慣的人相比，適度的酒精攝取可減少 35％的總體死亡風險、51％的心臟血管疾病死亡率。[20] 聚特芬（Zutphen）研究是世上最長的研究之一，追蹤 1,373 名男性，時間超過 40 年。研究結果發現，比起完全不喝酒的人，適度的酒精攝取（約每天半杯），或許可以延長 5 年的壽命！[21]

需要特別注意的是，許多這類型的研究，受試者每日的飲酒狀況均受控管，而非無限狂飲。每天晚餐搭配飲用 1 至 2 杯，與一週喝 4 瓶紅酒，是完全不同的情形；飲用方式至關重要。酒精是抗老延壽的利器，

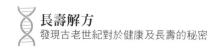

但就如同其他武器一般，它是把雙面刃。若使用不當，或缺乏相關知識，都可能對使用者造成傷害。

隨餐飲用紅酒

為何美國的研究結果，總不如歐洲國家令人印象深刻？其中一個原因，就是歐洲人幾乎都隨餐飲酒，而美國人則偏好於社交場合飲用。歐洲人將酒視為餐點的一部分，隨餐飲用紅酒除可將紅酒主要好處最大化，降低餐後脂肪與葡萄糖的峰值，還能減少低密度脂蛋白、膽固醇剩餘顆粒和葡萄糖與血管接觸的時間。這些顆粒物質會造成血管內皮的傷害，造成血管內皮失能，形成高血壓及動脈粥狀硬化。

益處的機轉

紅酒含有 12% 至 15% 的酒精。酒精本身或許具有些許健康功效，但這些益處更可能是由紅酒內的生化活性物質而來。紅酒內的多酚具有減少血液凝集的潛在功效，也能減少低密度脂蛋白的氧化（見圖 9.5）[22]。

紅酒與一般的酒精飲品，能對膽固醇產生正面影響，特別是增加高密度脂蛋白（好的膽固醇，見圖 9.6）。[23] 紅酒、其他酒類和茶，都含有生物活性的物質，也就是**多酚**。紅酒是由完整的葡萄，包含葡萄皮與葡萄籽製造而成，白酒則是使用剝去外皮的葡萄所製成。將葡萄皮與葡萄籽浸泡數週釀成紅酒，這個過程可使多酚類的濃度增加 10 倍之多，端視葡萄的種類及發酵過程而定。每公升紅酒含有 750 至 1,060 微克的類黃酮，而每公升白酒則含有 25 至 30 微克的類黃酮。[24]

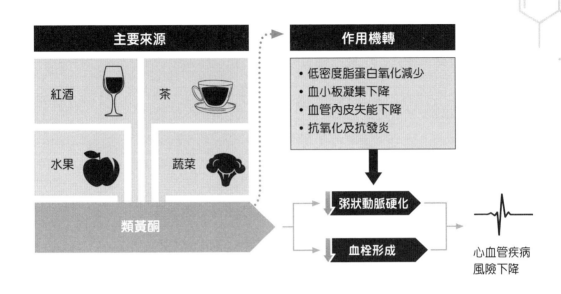

圖 9.5　植物類黃酮的益處

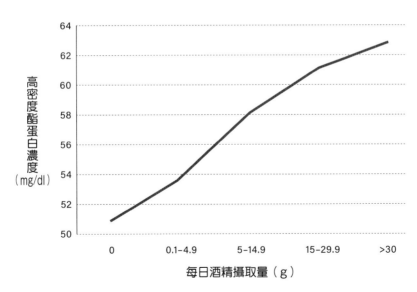

圖 9.6　酒精攝取量與高密度脂蛋白濃度關係圖

其中，有一種多酚只在紅酒中出現，那就是**白藜蘆醇**。白藜蘆醇是由葡萄皮所產生，此一獨特成分，只能由紅酒中獲取。自白藜蘆醇問世以來，許多營養品公司將其製成顆粒錠狀補充品，卻似乎無法發揮促進健康的效用，因為它只能以酒的狀態被身體吸收。測量飲用紅酒後的血液濃度，發現白藜蘆醇能增加血管內皮的一氧化氮合成，使一氧化氮增加。一氧化氮是一種生化氣體，可以擴張動脈，預防粥狀動脈硬化，其抗血小板的效果也可以預防血管栓塞。多酚是強效的抗氧化劑，可減少血小板凝集，透過血管內皮釋放一氧化氮，降低血液的濃稠度，並放鬆血管。白藜蘆醇可透過活化長壽基因 SIRT1，延長酵母菌的壽命，而這組基因也與卡路里限制的效果有關，SIRT1 也因此被視為「青春之酶」（the enzyme of youth）。[25]

適度的酒精攝取，也可以減少發炎，降低血液凝集[26]與血壓[27]。一項囊括15個人類研究的統合性分析指出，適度飲酒可以減少收縮壓3.31毫米汞柱，舒張壓 2.04 毫米汞柱。[28]雖然這些變化相對細微，但是好處比限制鹽分的攝取來得更大。和鹽類一樣，適度的酒精攝取與較低的心臟病罹病率相關。

高胰島素濃度與胰島素阻抗是造成代謝症候群的主要原因，未來極有可能演變為心臟病與中風風險。追蹤受試者長達 30 年的哈佛大學（Harvard University）標準老化研究（The Normative Aging Study）[29]發現，適度飲酒的人，與酗酒或完全不飲酒者相比，具有較低的胰島素濃度與胰島素阻抗。2005 年，美國糖尿病學會也發現，適度飲酒可減少第二型糖尿病的罹病率高達 30％。[30]根據學者者統計，適度飲酒能降低心臟病死亡率的原因，大多是由於以下幾點：

- 改善膽固醇濃度
- 改善血糖／糖尿病 [31]
- 改善發炎。血栓
- 降低血壓

然而，其他飲酒所能帶來的好處，其機轉目前仍是未知。

每日的紅酒攝取量應為多少？

2015 年至 2020 年美國膳食指南建議，人們應適度飲酒，男性每天 2 份，女性每天 1 份，每份酒所含的酒精成分為 14 公克。一則包含 51 個國家的統合性分析發現，女性每天應攝取 12.5 公克，男性則應攝取 25 公克的酒精，可將冠狀心臟疾病的風險降至最低。[32] 多數紅酒的酒精濃度約為 12.5%，所以女性每天攝取 3 盎司，男性每天攝取 6 盎司的紅酒，為最理想的情形。然而，某些族群可能不適用此準則，例如孩童、孕哺期女性、酒癮者，以及所服藥物會與酒精產生交互作用的患者，均具有高度風險。

飲用紅酒的 6 個祕訣

1. 隨餐飲用可以降低血糖濃度，並預防單獨飲酒所致的血壓上升。
2. 肉品於烹煮之前，先以紅酒醃製。這樣可以減少肉類因高溫烹調，而產生致癌化學物質（多環胺類）的情形。
3. 法國與巴西產紅酒，如黑比諾（pinot noir）與藍布魯斯科（Lambrusco），是最佳選擇。這些紅酒具有最高濃度的白藜蘆醇與多酚類，可以保護心臟與腦部。
4. 如果你沒有飲酒習慣，試著飲用去酒精的紅酒，或許也能獲得類似益處。
5. 每日適度攝取，勿飲酒過量。
6. 許多酒類均額外添加糖分，需攝取含糖量較低的種類。

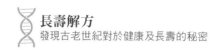
咖啡

　　咖啡的故事，必須由衣索比亞的古老咖啡莊園說起。[35] 傳說一位牧羊者加爾第（Kaldi），觀察到羊群自從吃了某種樹上的果實後就變得很有精神，晚上都不睡覺，進而發現了咖啡的存在。這種果實被製作成飲品，可以提供能量，並提高警覺度。咖啡首次在阿拉伯半島問世就造成熱銷，到了 16 世紀，咖啡已傳播到波斯、埃及、敘利亞及土耳其；17 世紀時，咖啡攻下歐洲，不久之後便廣布於世界各地。[36]

咖啡的好處

　　在美國，咖啡是僅次於水的熱門飲品，主要的飲用族群為成年人。咖啡是一種複合溶液，含有千種以上的混合物，具有許多已知的生物活性成分，如咖啡因、萜烯醇（diterpene alcohols）、綠原酸（chlorogenic acid）、木酚素（lignans）以及葫蘆巴鹼（trigonelline），是美式飲食中最大的單一抗氧化來源。一杯標準的 8 盎司咖啡含有 95 至 200 微克的咖啡因，而去咖啡因的咖啡只含有 5 至 15 微克咖啡因。[37] 咖啡因或許能為人體帶來某些好處。

　　飲用咖啡能降低罹患第二型糖尿病的風險。咖啡能降低餐後 2 小時血糖約 13.1%，[39] 糖化血色素（一種測定血糖濃度的數值，HbA1c）7.5%，也可以使代謝症候群的關鍵指標腰圍減少，但此結果僅限於攝取含咖啡因咖啡的組別。每天攝取 300 微克的咖啡因，可增加每日能量消耗 80 大卡，[40] 這或許能足以釋腰圍變化的差異。雖然咖啡因會迅速減少人類的胰島素敏感性，[41] 但這個效果長期而言是有益的。

　　兩項大型的統合性研究均證實咖啡因的攝取，與第二型糖尿病呈現負相關，且有明顯的劑量反應關係。[42] 飲用較多咖啡，可減少罹患第二型糖尿病的風險。每天攝取 4 至 6 杯咖啡，可降低 28％ 罹患第二型糖尿病的機率，若攝取超過 6 杯，則可以減少 35％。一個大型的日本研究經過 13 年的追蹤，發現有飲用咖啡習慣者，罹患第二型糖尿病的風險減少 42％。[43]

　　咖啡或許有益健康，當加入奶油與糖，就不是這麼一回事了。迪尼寇蘭托尼歐博士與另外兩位同事，曾經這麼說道：「想要長壽，多喝咖啡、別加糖。」[44]

　　飲用咖啡還有其他的好處，例如每日飲用 5 杯即溶咖啡，或是去咖啡因咖啡，可以改變脂聯素（adiponectin）與胎球蛋白 A（fetuin-A）的濃度，以分別改善脂肪細胞與肝臟功能。[45] 每天飲用 2 至 5 杯（16 至 40 盎司）咖啡，能減少心血管疾病死亡率，以及罹患第二型糖尿病、肝臟疾病、帕金森氏症、憂鬱症與自殺風險。[46]

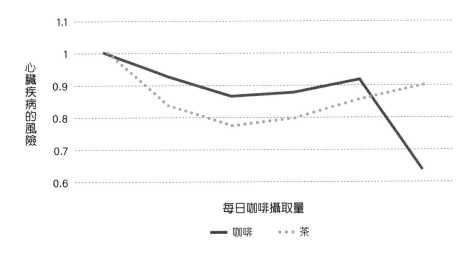

圖 9.7　茶與咖啡的心臟保護效應（EPIC-NL）

一項名為歐洲癌症與營養前瞻性調查（EPIC-NL）的大型丹麥族群研究，[47] 花費 13 年，透過飲食問卷持續追蹤 37,514 位受試者（見前頁圖 9.7），發現每日飲用適量咖啡，對於心臟疾病的保護效果最佳；每天超過 6 杯卻會減弱某些益處。該研究的結果，大抵與其他研究一致，認為適量的咖啡攝取（3 ～ 4 杯），或許具有某些潛在的效益。

在一篇對此議題探討最為全面的文獻中，學者普爾（Poole）與同事得出了一個結論——每天喝 3 至 4 杯咖啡，對降低全死亡率、心臟血管與亡率以及心臟血管疾病具有最大的效益。[48] 飲用咖啡的好處還包含降低 18％的罹癌風險，且沒有任何證據顯示飲用咖啡有害健康。歐洲的研究也發現，重度咖啡飲用者的總體死亡風險減少了 22％。[49] 分析三項大型的前瞻性城市鄉村研究也能發現，每天飲用 1 至 5 杯咖啡，能明顯降低死亡率，且與攝取劑量呈正相關。[50]

在咖啡中加入蜂蜜

如想在咖啡中點綴一點天然的甜味劑，可以加入少許的無添加蜂蜜。深色蜂蜜與一般淡蜂蜜相比，含有更多的抗氧化物及營養素。蜂蜜的顏色越深，對健康越有益處。

益處的機轉

咖啡含有豐富的綠原酸。綠原酸會先在體內被代謝為咖啡酸（caffeic acid），接著再被代謝為阿魏酸（ferulic acid）。在飲用咖啡數小時之後，血液中阿魏酸的濃度甚至比咖啡酸高，[51] 而這或許就是咖啡健康功效的來源。阿魏酸對囓齒類的帕金森氏症具有保護力，[52] 也會增加抗氧化物谷胱甘肽的合成。[53] 由於阿魏酸具有酚類的中心結構，故能同時扮演清道夫、穩定者與打斷自由基鏈結的角色。此外，由於具有高度共軛的結構，阿魏酸對抗紫外線輻射及脂肪過度氧化，都有所助益。[54]此外，阿魏酸也被發現能保護腦部，防止缺血再灌流傷害（cerebral ischemia-reperfusion injury）[55]，並減少發炎細胞激素腫瘤壞死因子—α（TNF-alpha）的增生。[56]

咖啡的潛在副作用

咖啡的潛在副作用包括失眠、利尿、口渴、脫水、心悸及手抖。對高齡者來說，骨質流失則是另一個潛在風險。[57]咖啡是一種利尿劑，會加速鈉離子、氯離子及鈣離子從尿液排出，[58]每杯咖啡會導致 437 毫克鈉離子的額外流失，因此每飲用 4 杯咖啡，就需要攝取半茶匙的鹽份，以補充流失的鈉離子。[59]

孕中攝取咖啡及咖啡因，會增加早產及胎兒過輕的風險。規律飲用咖啡，也可能造成生、心理的依賴。然而，這似乎也不是件壞事，因為每日強迫自己飲用咖啡，能為健康帶來許多好處。

第 **10** 章

攝取多一點鹽及鎂

我們將鹽視為毒物，而非必需礦物質。無論是膳食指南、醫療機構，甚至是醫師，都告訴我們，鹽分的攝取越少對健康越好。但有任何實際證據能證實此論點嗎？鹽對我們有害的觀點從何而來？本章我們將回顧低鹽飲食史中的關鍵人物，並談談為何攝取更多的鹽，其實能夠改善健康。

　　像鹽一樣，鎂也是重要的礦物質，卻不像這些白色結晶背負著沉重罵名——憑藉著某些充分的理由，鎂擁有健康的光環。鎂在人體 600 種以上的反應中扮演著相當重要的角色，許多人由於生活型態、慢性疾病或是藥物的影響，耗盡了體內的鎂。鹽和鎂之間的關聯性錯綜複雜，而這些關係卻長期為人所忽略。接下來的內容，我們將會解釋鎂的好處，哪些原因會導致鎂的缺乏，以及鎂的最佳補充形式。

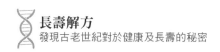

▌低鹽的建議：簡單明瞭，卻大錯特錯

各國的營養主管機關，幾乎都對低鹽飲食建議表示贊同。攝取較少的鹽，可以降低血壓，從而降低罹患心臟病的風險。而人們也都遵循這個規則：超過半數的美國人聽從專業護理人員的建議，試著減少25％的鹽分攝取。他們每天攝取 1.5 茶匙的鹽，而建議攝取量卻比這個還少一半。其實，低鹽的建議雖簡單明瞭，卻大錯特錯。

我們不該總是怪罪鹽為飲食中的惡棍。迪尼寇蘭托尼歐博士在其著作《吃對鹽，救你命》一書中提到，都市隨著鹽的貿易起落，人們為了爭奪鹽而展開戰爭。在人類大部分的歷史中，鹽都是一種重要的營養素——薪水（salary）一詞是由鹽的希臘文 sal 所延伸而來；《聖經》曾說「你們是世上的鹽」（salt of the earth）[*]；一個常用以形容某人稱職的英文俚語「你值得你的鹽」（worth your salt），皆屬此列。這些語言證據在在顯示，鹽是一種珍貴的重要的礦物質，而不是應加以限制及避免的禍端。什麼時候開始，我們竟開始懼怕天生對鹽的渴望？

1950 年代，紐約厄普頓（Upton）一位名叫路易斯·達爾（Lewis K. Dahl）的研究學者發現，攝取較少的鹽，罹患高血壓機率較低，而高血壓是心臟病的關鍵風險之一。[2]但達爾卻以他所能蒐集到的有限資料將此想法過度推論，導致鹽被認為是造成高血壓及心血管疾病的主因。

達爾在實驗室中利用受基因改造、對鹽特別敏感的小鼠，開始尋求能夠支持他主張的證據。他餵食大量鹽分給這些小鼠，理所當然地造成了血壓的上升。透過這種研究方式所獲得的結論非常荒謬，因為實驗的小鼠已經過基因改造，而實驗結果是鹽會使這群小鼠產生高血壓——事實上，這個研究根本沒有證明任何事情。將此實驗中小鼠所攝取的鹽

---

[*]編注：出自《聖經》馬太福音 5：13，「你們是世上的鹽，鹽若失了味，怎能叫它再鹹呢？」用以形容人生在世，必有其功用，無可取代。

分換算到人類身上，每天約須攝取 4.5 杯鹽才能達到，這是個不合理的數據。然而，達爾將此結果不當地推論到正常人類嬰兒身上，並認為攝取過多鹽分，會導致兒童的早期死亡。[3]由於他對此主張的陳述實在太具說服力，許多食品製造商紛紛在自家產品的嬰兒配方中減鹽。

達爾猜測鹽有輕度的成癮性，攝取鹽會引發我們的食慾。[4]1976 年，米尼里（Meneely）與巴塔碧（Barrarbee）建議美國人每天只攝取最低限度 3 公克的鹽；隔年，這個未經實證的建議，被帶入首度發表的全美飲食目標（Dietary Goals for the United States）中，奉為營養圭臬。然而，此項建議幾乎全是由基因改造小鼠研究中的可疑資料而來，當時並沒有任何人類證據存在。

雖然缺乏科學證據支持，但木已成舟，美國政府、膳食指南及媒體早已說服大眾鹽對健康不利。「專家」們一再強調不要攝取太多鈉，在不斷宣傳下，人們對於不能攝取食鹽的觀念根深蒂固，限鹽被列入飲食信仰中。由於低鹽飲食已成為一致公認的教條，第一個測試低鹽飲食對於血壓影響的系統性回顧臨床研究，經過將近 15 年都未能發表。相關的研究證據要到後來才會揭示，我們的健康問題是由另種白色結晶──糖，所造成的。[5]

1982 年，《時代》雜誌封面將稱鹽為「一個新惡棍」，1988 年所發表的鹽與血壓國際研究試驗（INTERSALT），似乎為此說法下了定論。32 個國家、52 個醫學中心參與了這項巨型研究，花費不少功夫取得鹽分攝取與血壓變化的數據。可以肯定的是，鹽分的攝取與血壓變化呈正比，減少鹽分攝取可降低血壓的概念，似乎取得了壓倒性的勝利──雖然減鹽所能帶來的影響實際上甚微。減少 59％ 的鹽攝取量，可以降低 2 毫米汞柱的血壓，如一開始的血壓為 140 毫米汞柱，那麼嚴格限制鹽的攝取，則可以把血壓降至 138 毫米汞柱——這沒有什麼值得吹噓的；此外，也沒有任何資料顯示，減鹽能夠降低血壓的效應，是否可轉移至降低心臟病與中風的風險。但是基於此極具影響力的研究，1994 年，「美國營養標示」法規（Nutrition Facts Label）表明，美國人每日只需攝取 2,400 毫克的鈉（約 1 茶匙的鹽）。6 但這麼做並沒有辦法改變事實——世界上幾乎所有健康族群，實際所攝取的鹽，都遠多於建議的量。過去半世紀以來，人類都被認為食用了過多的鹽；弔詭的是，健康與餘命的大幅提升，卻都發生在這個時期。

多數人因著錯誤的資訊及迷思，將低鹽所能帶來的好處奉為圭臬，認為鹽分之所以攝取過量，是因為加工食品氾濫所導致的現象。例如達爾在其著作中宣稱，將鹽當作日常調味品，是近代才發生的事；但只要我們詳細爬梳歷史，就會發現這個說法存在謬誤。

由第二次獨立戰爭（War of 1812）的軍事檔案中可以發現，美國軍人（足以代表西方社會的普遍樣貌）每天攝取 16 至 20 公克食鹽。7 他們每天被給予 18 公克的食鹽，即便這會讓軍隊的開支更高；另一方面，美國戰俘卻痛苦地抱怨，每天 9 公克的鹽根本無以為繼。直到第二次世界大戰（World War II）後，冷藏取代醃製成為食物保存的主要方式，美國人才將每日的食鹽攝取量降至 9 公克。在第二次世界大戰之前，心臟病、中風、腎臟病的死亡風險根本不足為懼，然而，這些疾病卻是讓現代人害怕，而採取低鹽飲食的原因。

潮流改變

降低食鹽的攝取量無法改善健康，這是打從一開始就相當明顯的事實。世界上無數的高鹽文化都證明，這樣的飲食習慣並不會對健康產生不良後果。桑布魯（Samburu）的部落戰士 8 每天幾乎攝取 **2 茶匙**的鹽，甚至直接食用他們供黃牛舔食的鹽磚。即便他們的鹽分攝取量如此之高，平均血壓仍維持在 106 ／ 72 毫米汞柱，不會隨著年紀而上升。

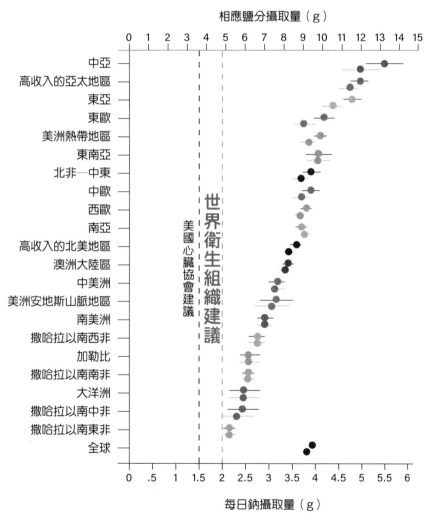

圖 10.1　鹽與鈉之官方建議與實際攝取量關係圖

相較之下，雖然努力遵守減鹽準則，仍有約三分之一的美國成年人罹患高血壓，平均血壓至少 140 ／ 90 毫米汞柱。數據顯示，在美國，普通人的正常血壓小於 120 ／ 80 毫米汞柱，但通常會隨著年紀而上升。尼泊爾村莊康特元的居民每天攝取 **2 茶匙**食鹽，而印度庫納族每天攝取 **1.5 茶匙**食鹽，都未曾有高血壓的問題。9 在圖 10.1 的表格 10 中，有許多數據與達爾高鹽造成高血壓的理論相互矛盾。

最近一項始於 2013 年全球的食鹽攝取調查研究發現，世界上沒有任何地方遵循美國心臟病學會或世界衛生組織的建議，而限制人們的鹽分攝取。中亞的鹽分攝取量最多，其次為亞太地區，包含日本與新加坡。日本的飲食以高鈉聞名，因為有醬油、味噌和醃製醬菜。但日本人似乎沒有因此產生不良影響，甚至為世界上最長壽的國家，平均餘命 83.7 歲；而新加坡則為世界上第三長壽的國家，平均餘命 83.1 歲。如果攝取食鹽對健康如此有害，那為何世界上最長壽的國家，同時也攝取世界上最鹹的飲食？

科學對於低鹽飲食正確性的關注始於 1973 年，當時一項分析 11 中發現，世界上有 6 個族群雖攝取極高鹽飲食，卻擁有較低的血壓，例如日本岡山縣居民的食鹽攝取量居全國之冠，每天高達 3.3 茶匙，卻有著全世界最低的平均血壓值。

在某些例子中，血壓會隨鹽分攝取量增加而降低。例如，北印度人每天平均攝取 2.5 茶匙（14 公克）鹽，血壓卻維持在正常的 133 ／ 81 毫米汞柱。南印度人的平均食鹽攝取量為前者的一半，但是平均血壓卻明顯更高，高達 141 ／ 88 毫米汞柱。如果鹽確實是血壓高低的要素之一，那麼這種異常現象就不應存在。

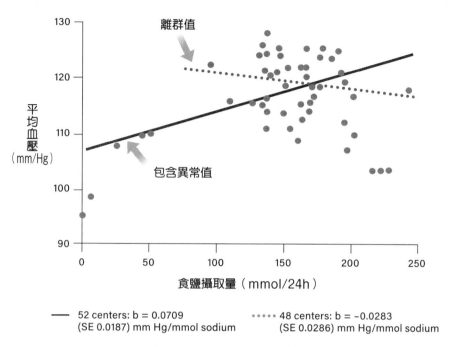

圖 10.2　鹽與血壓國際研究試驗數據

　　回到 1988 年的那項大型研究。人們只擷取了研究的最終結果，證實攝取過多食鹽有害健康（見圖 10.2），卻沒留意到這項研究存在著一些問題。深入探究數據，我們就會發現其突兀之處。研究學者針對 4 個原始族群，包括亞諾瑪米族（Yanomami）、亞馬遜欣谷人（Xingu）、巴布亞紐幾內亞人（Papua New Guinean）和肯亞人，進行了初步的分析。這些族群的食鹽攝取量明顯低於世界上的其他地方（少了 99％），生活型態也與眾不同，相當原始。這些異常值不能一體適用於全世界，也因為他們是異常值，會對平均值產生特別大的影響。

　　這些族群和現代社會的差異，不僅止於飲食。例如巴西的亞諾瑪米土著，仍然過著好幾世紀之前的打獵採集傳統生活。他們仍延續族內

「食人」的傳統（食用他們所愛族人的骨灰），因為他們相信這樣可以延續這些死者的生命；他們不吃加工食品（因為他們沒有任何的加工食品），不使用殺蟲劑或防腐劑，也不服用現代藥物。將居住於亞馬遜叢林的亞諾瑪米土著，與居住在紐約這座都市叢林的現代人放在一個天平上比較，顯然有失公平；將某種物質（鈉）由飲食中獨立出來，並宣稱它必須單獨為高血壓負起責任，真是絕頂糟糕的研究。你也可以輕易下這樣的定論：穿著纏腰布，並食用死亡親人的骨灰，可以降低血壓。

關於鹽與血壓國際研究試驗，還有其他的問題存在。針對亞諾瑪米族與亞馬遜欣谷人這兩個族群，進行更進一步的研究，會發現這兩個族群大多缺乏血管收縮素轉化酶的基因 D ／ D，無論攝取多少鹽分，這群人罹患的心臟病與高血壓的風險都特別低。因此，在這兩個族群中，攝取低鈉飲食不會是主要，甚至也非其較低血壓的次要原因；他們的血壓影響因素，或許甚至不是飲食，而是基因。

在有顯著異常值的情形下，適當的科學分析得先移除這些異常值，才能檢視原本的食鹽理論是否仍然正確。移除這 4 個原始族群，只分析剩下的 48 個西方化族群時，我們卻得到了截然不同的結果：**當食鹽的攝取量增加，血壓數值隨之下降**。攝取較少的鹽分並非一個健康的好選擇，反而對我們有害。我們不該**減少**，而應**增加**鹽分的攝取。這不是唯一一項證實這些驚人結果的研究。

我們從美國各項研究中獲得一致證據顯示，攝取較少的鹽，與較差的健康有關。國家健康與營養測驗調查（NHANES）是一個大規模的美國飲食習慣期間性調查。這是首次研究發現，[15] 食鹽攝取量最低，與食鹽攝取量較高的人相比，死亡率**高出** 18％（見圖 10.3）。這個發現十分重要，也非常令人不安。攝取較少的鹽分非但不健康，反而有害。

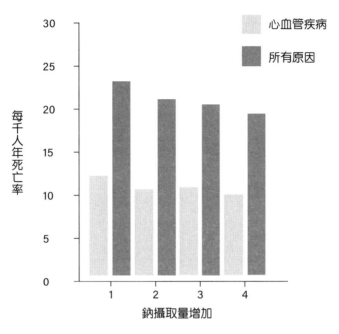

圖 10.3　國家健康與營養測驗調查數據

這也反映出鹽與血壓國際研究試驗中的食鹽限制，的確存在著問題。

　　第二次的國家健康與營養測驗調查也證實了這個可怕的說法，低鹽飲食會增加 15.4％ 的死亡率。其他研究也發現，已接受治療的高血壓患者如攝取低鹽飲食，會增加心臟病的風險，而他們卻是醫師推薦低鹽飲食的族群！我們非但沒有治癒他們，反而成了幫凶。

　　2003 年，美國衛生及公共服務部（U.S. Department of Health and Human Services）轄下的疾病管制與預防中心，開始對此感到擔憂，並要求醫學研究所（Institute of Medicine, IOM）重新審視現有證據，並應將重點放在死亡率與心臟病，而非以血壓魚目混珠。換句話說，醫學研究所的任務就是查明限鹽是否真能減少心臟病的罹病率與死亡率，這些

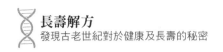

結果遠比讓血壓數字暫時看起來漂亮來得重要許多。

將醫學文獻翻個透徹之後，醫學研究所得出了幾個重大的結論。雖然低鹽飲食可以降低血壓，但是對一般人來說，「現有證據無法證明將鈉攝取量降低至每日 2,300 毫克，能降低罹患心臟病或因此死亡的風險」。[17] 這意味著限鹽並不會減少一般人罹患心血管疾病的機率及死亡率。然而，對於心臟衰竭的患者而言，「委員會認為，有足夠的證據顯示，攝取低鈉會帶來負面影響」。太出乎意料了！也就是說，心臟衰竭的患者減少鹽分的攝取並非好事，簡直糟糕透頂。無數醫師在醫學院所學到的第一件事，就是建議心臟衰竭的患者攝取低鹽飲食，這完全是個錯誤，是個絕對致命的建議。

但是教條是很難改變的。抱持著鴕鳥心態，比承認自己錯誤來得簡單多了。2015 年的膳食指南無視醫學研究所的說法，仍建議將每日鈉攝取降至 2,300 毫克（約 1 茶匙），而美國心臟病學會甚至建議將每日鈉攝取降至 1,500 毫克。

為何限鹽是危險的？

鹽分對維持適當的血液容積與血壓至關重要，如此才能確保我們的組織有足夠的氧氣與養分。鹽是由等比的鈉與氯所組成。測量血液中的電解質時，最常見的離子就是鈉與氯（即鹽分）。正常血液中的鈉離子濃度約 140 毫莫爾／升，氯離子為 100 毫莫爾／升。鉀離子的濃度只有 4 毫莫爾／升，鈣離子則只有 2.2 毫莫爾／升。血液中鈉離子的濃度較鈣離子多出 50 倍以上，難怪身體需要這麼多鹽。

血液組成主要為鹽。關於人體為何如此演化，有這樣的猜測。某些人認為我們是從古老地球的海洋單細胞生物演化而來，即便我們發展為多細胞生物並移居於陸地，仍須隨身攜帶一汪海洋——也就是血管裡的「鹹水」，這就是為何鹽占了血液電解質的多數。鹽對我們來說相當重要，絕非人稱的惡棍。

低鹽建議所造成意外後果已被掩蓋。例如，每天攝取的鹽分低於0.5茶匙，會導致血液容積降低10％至15％，[18] 使血壓在由蹲姿站起時降低（即姿勢性低血壓），造成頭暈，甚至跌倒骨折。低鹽飲食也會引起勃起功能障礙、睡眠混亂及疲倦。[19]

在運動期間，[20] 每個人每小時由汗水流失的鹽份，超過三分之二茶匙。[21] 這可是美國心臟病學會建議的每日攝取量！體內的鹽分儲備有限，會迅速導致低血容與脫水。

鹽也會讓食物嚐起來較甜，因此在飲食中攝取較少的鹽，意味著攝取較多的糖來代償。事實上，鹽被怪罪為成因的許多疾病，實際上都是由糖所造成，例如高血壓、慢性腎臟病及心臟血管疾病——我們誤會了同是白色結晶的鹽。

專家建議限鹽，是因為他們相信飲食中較少的鹽，不僅可以降低血壓，也不會產生有害的副作用。然而，這個主張早就被挑出錯誤。1973 年，就有人投書著名的《新英格蘭醫學期刊》（*New England Journal of Medicine*）社論，提出他的擔憂。當鹽分受到限制，荷爾蒙醛固酮（hormones aldosterone）、血管收縮素 II（angiotensin II）和交感神經張力（sympathetic tone）都會增加。當這些荷爾蒙處於高濃度的狀態，將對心臟疾病非常不利，這也正是為何我們使用保鉀利尿劑（spironolactone）、血管張力素轉化酶抑制劑（ACEI）及乙型交感阻斷劑（beta-blockers）等救命藥物，來阻斷這些荷爾蒙。因此，某些會使得此類荷爾蒙上升的行為，例如限制鹽分攝取，具有潛在風險，甚

至可能導致死亡。這些風險在一項 2011 年的研究中已被證實：[23] 食鹽
攝取量最低的患者，與攝取最高的患者相比，心血管疾病死亡率高出 3
倍。低鹽飲食不是件好事，甚至可說糟糕至極（見圖 10.4）。

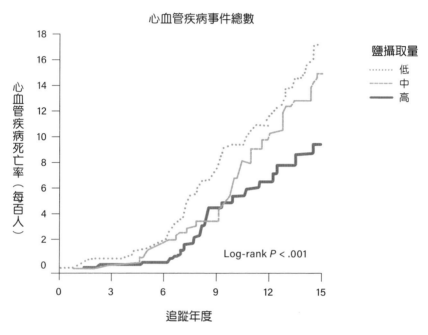

心血管疾病事件總數

心血管疾病死亡率（每百人）

Log-rank *P* < .001

追蹤年度

鹽攝取量
低
中
高

圖 10.4　心血管疾病死亡率與食鹽攝取量關係圖

　　低鹽飲食甚至被發現會使胰島素阻抗惡化 [24]，並使空腹胰島素濃度
升高 [25]；這可能會導致體重增加，因為胰島素是種脂肪儲存荷爾蒙。由
此可見，低鹽飲食或許會增加糖尿病與肥胖的風險。除了增加血管硬化
荷爾蒙，[26] 低鹽飲食建議還會造成許多原本能夠透過攝取鹽分預防的疾
病，包括高血壓、腎臟病、心臟衰竭和其他心血管疾病。真是個「美味」
的諷刺。

這些發現可以解釋為何攝取高鹽飲食的國家，例如日本、南韓及法國，也同時具有世界上最低的冠狀心臟疾病罹患率，且最為長壽。最近一項史上規模最大、最為嚴謹的研究——前瞻性城市鄉村研究（Prospective Urban and Rural Epidemiology，PURE），證實了我們已知的事實。該研究針對 17 個國家、超過 10 萬人進行調查。研究結果發現，每天攝取 3,000 至 6,000 毫克的鈉，可將心血管疾病的死亡率降至最低。[28] 順帶一提，美國人每日的平均鈉攝取量為 3,400 毫克，正好落於最佳範圍。另一項涉及近 27 萬 5,000 人的統合性分析，也幾乎得出相同的結論。每天攝取 2,645 至 4,945 毫克的鈉，可將心血管疾病的罹病率與死亡率降至最低。[29] 由此可見，目前最新的證據顯示，鈉的最佳攝取量為 3,000 至 6,000 毫克，與目前各組織所建議的 2,300 毫克以下完全背道而馳。

將鹽視為飲食惡棍，是一個為時過早的指控

我們需要鹽來維持生命，因此我們的身體會嚴格調控血液中鹽的濃度；若人體不具此功能，我們可能早已滅絕。當體內的鹽被耗盡，我們就會對它產生渴求。[30] 這樣的需求，可能會反映在你下意識拿爆米花或洋芋片來吃的行為上。而人類對鹽的渴望已發展了超過 1 億年，這種渴望，能幫助包括人類在內的所有陸地生物存活。在身體缺鹽的期間，我們的腎臟會保留珍貴的鹽分，就如同《小氣財神》中的埃比尼澤 · 史古基（Ebenezer Scrooge）緊握著他珍貴的便士一樣*。然而，當我們攝取過量的鹽分時，腎臟就會簡單地以尿液排泄之。

---

*編注：《小氣財神》是查爾斯 · 狄更斯（Charles Dickens）的聖誕系列小品，又譯作《聖誕頌歌》，描寫守財奴史古基在聖誕夜遇見 3 個魂靈，為他帶來一連串不可思議的經歷，從而改變他的人生。

大腦自動在我們無意識的情況下，控制了我們對鹽的渴望 32，就像它控制了我們對水的渴求一樣。不需要藉由調整飲食來控制鹽的濃度，無論你攝取多少鹽分，身體都會維持穩定的平衡。體內的鹽分多寡，對於你的整體健康至關重要，不會隨著時間與季節的更替，或是你所攝取的食物而變化多端。

2014 年的考科藍統合分析研究 33 已推翻了人們對鹽為時過早的指控。該研究發現限制鹽分的攝取，只能小幅度地降低血壓，但對於罹患心血管疾病的機率與死亡率卻無顯著下降。2016 年的一項系統分析再次得出相同結論，低鹽飲食對於降低一般人的血壓並無幫助。34 數以百萬計擁有正常血壓的人，均試圖減少飲食中的鹽分，但這樣的努力並沒有為他們帶來任何好處。那麼，為什麼對全世界所有的族群提出限鹽建議？我們還需要多少證據，才能徹底翻轉這個情形？

如果你仍對攝取鹽分感到惶惑，你必須了解，這樣的擔心並非基於事實。別為在食物中添加鹽巴感到愧疚，你要知道，鹽是最基本的微量營養素。目前仍沒有明確證據顯示限鹽能夠改善我們的健康，但是正常的鹽分攝取能夠延長壽命，降低中風與心臟病風險，卻已昭然若揭。多年來，人們認為鹽會對健康產生不良的影響，但於此同時，我們的身體卻也開始遭受病痛。我們應該把鹽帶回餐桌，並珍視之。

攝取高品質食鹽

由於汙染，海鹽有可能含有塑膠微粒與重金屬，因此建議選擇來自地下古代海洋的海鹽。多數海鹽的碘含量過少，甚至不含碘，但是通常會額外添加人工的碘化鉀。攝取足量的碘非常重要，因為在燥熱的環境中運動，每小時可能會從汗水中流失 50 至 100 微克的碘。如果你時常運動，碘大量流失，卻沒有適度補充，可能會造成甲狀腺低下、體重增加及其他代謝相關問題。為自己獻上鹽的解方，扔掉那些加工鹽，改選擇健康的未精製鹽。

> ## 我們應該把鹽帶回餐桌，並珍視之。

▋鎂：另一種「鹽」

鎂是人體中最常見的離子之一，體內含量約含 25 公克，其中有 99％位於細胞內，而只有 1％在血液中。鎂在維持超過 600 種酵素 [35] 的正常運作上是必須的，包括重要的鈉—鉀三磷酸腺苷酶、去氧核醣核酸（DNA）、核醣核酸（RNA），以及其他蛋白質合成。[36] 而鎂的排泄，主要是由腎臟所控制。

每日鎂的建議攝取量為男性 420 毫克，女性 310 至 320 毫克。過多的重金屬汙染、肥料和農藥的使用，以及土地的水土流失，都會大量減少食物中所能供應的鎂。[37] 此外，精緻碳水化合物幾乎不含鎂，因為它們在食物精製的過程中就已被移除。[38] 據統計，約有半數美國人的實際攝取量少於每日建議量，某些年齡族群甚至大大少於 50％。[39] 美國平均每日鎂的攝取量約為女性 228 毫克、男性 266 毫克。[40] 對多數人來說，鎂的攝取總量必須達到 180 至 329 毫克，以維持每日的正平衡；[41] 但由於攝取不足，人們可能每天從肌肉、骨骼及其他器官中，緩慢消耗體內的鎂。在美國，亞臨床性鎂缺乏症的發生率高達 30％。[42]

造成鎂缺乏的因子超過 60 種。[43] 常見的原因包含飲用酒精、糖、制酸劑（其他胃酸抑制療法）、鈣補充劑以及利尿劑；腸胃道失能（乳糜瀉、克隆氏症、潰瘍性大腸炎）；維生素 D 過量或鈉缺乏。鎂缺乏很難在臨常上診斷，因為症狀不具特異性；當整體鎂缺乏時，血液中鎂濃度甚至可能仍是正常值。鎂缺乏的輕度症狀，包含焦慮、肌肉抽筋、失去定向感、非隨意肌肉收縮、肌肉無力、光敏感性、痙攣、耳鳴及顫抖。

更嚴重的鎂缺乏症狀包含心律不整、軟組織鈣化、白內障、抽蓄、冠狀動脈疾病、憂鬱、聽力喪失、心衰竭、高血壓、偏頭痛、頭痛、二尖瓣脫垂、骨質疏鬆、癲癇及心臟驟停猝死。鎂缺乏會使鈣沉積於細胞中，造成動脈鈣化，有時也稱為動脈硬化。可以將鎂視為鈣的天然阻斷劑，因為它可以預防鈣累積在不該累積的地方。鎂缺乏也會增加氧化壓力，以及體內的脂肪過度氧化，造成冠狀動脈痙攣，這可能會致命。[44]確保每日攝取適度的鎂，與較低的高血壓、心律不整、鈣化、心衰竭、心肌梗塞、中風及猝死風險有關。[45]

許多遵循低碳高脂飲食者的鎂攝取量或許不足。膳食脂肪會減少鎂的吸收 [46]，飲食中許多良好的鎂來源，例如黑巧克力、豆類、堅果、種籽、香蕉及非精緻穀類，在低碳高脂飲食中相對缺乏。遵循高蛋白飲食也會增加鎂的需求。攝取更多的蛋白質或脂肪雖會增加鎂的需求，但是高蛋白或高脂的食物，鎂的含量也相對較低。如果你遵循上述任一種飲食方式，就得注意是否滿足身體鎂的需求。

鹽與鎂：長久被遺忘的關係

缺鹽會增加鎂及鈣缺乏的危險，[47] 並產生有害的後果，例如高血壓、心血管疾病、心臟衰竭和腎臟疾病。這些疾病碰巧是我們歸咎攝取過多鹽分所造成的。低鹽飲食會使身體會將骨骼內的鈉移出，以維持血液鈉的濃度。[48] 不幸的是，骨骼中所含的鈣與鎂也會一起被剝離，而造成缺乏。限鹽飲食意味著你將透過汗水流失更多的鎂。限制鹽分攝取會導致身體增加汗液中鎂的排泄，以保留鈉。[49] 此外，留鹽荷爾蒙醛固酮（aldosterone）在血液中地含量也會急遽上升，增加尿液中鎂的排出。鎂從骨骼中被剝離出來、從汗水中被排出，從尿液中被移除，成為鎂耗盡的三重風險。

鎂缺乏普遍嗎？

至少有 20％ 至 30％ 的總人口受鎂缺乏症所苦，[51] 這可能會導致心律不整、肌肉痙攣和抽筋。[52] 鎂缺乏是一個普遍且嚴重的公眾議題，也會造成鉀及鈣的缺乏。

維生素 D 的活化需要鎂，若人體缺鎂，活化作用便無法進行，進而導致鈣的缺乏。鎂缺乏的另一個負面影響，是造成全身動脈及血管鈣化。體內鹽分不足，會耗盡身體其他健康礦物質，例如鎂、鈣以及鉀。換句話說，以體內礦物質的層面來看，應該將鈉視為「主要控制者」——鈉控制鎂的狀態，而鎂控制鉀與鈣。鎂缺乏也會造成細胞內鈉與鈣的增加，可能造成血壓升高。[53] 這樣一來，一切便說得通了：低鹽飲食會造成鎂（還有鈣及鉀）缺乏，因此導致高血壓。

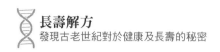
鎂的補充品

多數人每天需要在原本的飲食之外,額外補充 300 毫克的鎂,以降低罹患各種慢性病的風險。即便你每日的平均鎂攝取量已達 250 至 300 毫克,仍不足多數人的理想值 500 至 600 毫克;某些慢性病,例如高血壓或糖尿病患者,甚至需要更高的攝取量(高達 1,800 毫克)。

大部分的鎂補充品都是較便宜的氧化劑型,但這並非最好的補充型態。對一般族群來說,甘胺酸鎂(或雙甘胺酸)為吸收較佳的劑型,[55]而添加維生素 B_6 的鎂補充品,可以人體增加吸收,並滲透至細胞內。[56] L—天門冬氨酸鎂和氯化鎂也是不錯的選擇,在 20 多種不同的鎂鹽劑型中,具有最佳的生物可利用性。[57]

對腎結石患者而言,檸檬酸鎂是最佳的使用劑型,因為檸檬酸可以減少含鈣結石的形成;[58]對心臟衰竭的患者來說,每日服用一次 6,000 毫克的乳酸清鎂,1 個月後將劑量降為 3,000 毫克,並持續服用,可以明顯降低死亡率。[59]然而全食物還是獲取鎂的最佳方式,從有機食品店購買的可可塊、可可碎、可可豆或可可粉,都是不錯的選擇。

▌不要遵循教條而要遵循實證

過去數十年來,我們一直被告誡要減少鹽分的攝取,這是一個過時且危險的建議。這些由來已久的營養教條,在實證醫學的面前逐漸散盡光彩,一敗塗地。鹽與血壓之間的連結被過度簡化,而我們正嚐著這一切的苦果。若想維持足夠的鎂含量,請詳加考慮是否仍要限制鹽分的攝取——食用更多的鹽或許能預防鎂的缺乏,進而減少罹患高血壓及心血管疾病的風險。是時候停止對鹽的恐懼了。重新擁抱身體對於鹽分的渴望——因為體內鎂的匱乏與否，端看鹽分是否攝取足夠。

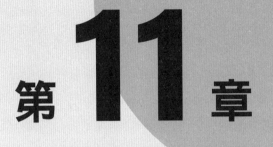

第 **11** 章

健康與
不健康
脂肪

回首過去40年，很難相信我們是如此輕易受騙。我們認為脂肪——特別是存在於動物性食物中的飽和脂肪——會增加膽固醇，並造成心臟病。更糟糕的是，我們遭到誤導，認為應當改用對心臟較為健康的植物油，例如棉籽油、玉米油、紅花油及大豆油。最新的證據顯示，這樣的改變無異是與魔鬼做了交易，這些人造種籽油比動物油脂還糟糕。而這一切可怕的錯誤，都要從人造酥油說起。[1]

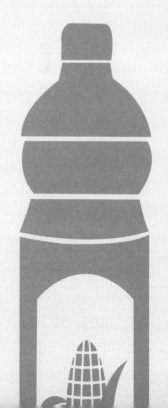

種籽油的崛起

　　美國種植棉花的歷史可以追溯至 1736 年，以供應棉花纖維的需求；在此之前，棉花主要是一種觀賞植物。一開始，多數棉花都供作自家製作服飾用，但隨著棉花種植的成功，開始有部分產量能外銷至英國。1784 年約有 600 磅的棉花產出，到了 1790 年，棉花的總產量已經來到 20 萬磅。當伊萊・惠特尼（Eli Whitney）在 1973 年發明軋棉機時，棉花的產量已上升到驚人的 4,000 萬磅。

　　種植棉花會產生有兩種產物：纖維與種籽。每 100 磅纖維的副產物，就是 162 磅的棉籽；這些棉籽大多不具功用。棉農只需要 5% 的種籽以供來年種植，部分作為堆肥，剩下的便成了垃圾堆。棉農可以用這些垃圾做什麼？他們普遍都任其腐爛，或違法丟棄於河中——但這其實是種有毒的廢棄物。

　　於此同時，1820 至 1830 年代美國人口急遽增加，烹煮與照明用油的需求也隨之上升。燈用鯨油供應量下滑，使得價格急遽攀升。腦筋動得快的企業開始試圖從無用的棉籽中萃取油品，但直到 1850 年，這個技術才成熟到可以被商業化量產。接著在 1859 年，發生了一起足以轉變現代社會的大事件——人稱德雷克上校的埃德溫・德雷克（Edwin Drake）在賓州發現了油礦，並將大量的燃油引入市場。燈用棉籽油的需求自此煙消雲散，棉籽再次成為有毒的廢棄物。

　　這下棉籽油商空有滿手棉籽油，市場卻已沒了需求。其中一種解決辦法，就是將它們非法添加到動物脂肪與豬油中。沒有證據顯示這些油品是安全可食用的（畢竟我們不會吃棉 T 恤），它們的味道清淡、色偏微黃，故也被混入橄欖油中，以降低成本。義大利人對於這種玷汙他們傳統美食的行為大感驚駭，遂在 1883 年禁止摻假的美製橄欖油進口。寶僑（Procter & Gamble, P&G）一開始只是用棉籽油來製造蠟燭與肥皂，但是該公司很快就發現，他們可以使用化學方式將棉籽油部分氫化，形成類似豬油的固體脂肪。這個製造過程，產生了目前我們所知的反式脂肪。氫化作用使棉籽油製品保存期限延長，因而得以在廚房扮演多樣化的角色——雖然沒有人知道，他們正將毒物放入嘴巴。

人們使用這種新式固體植物油製造糕點，例如餡餅皮或是薄脆的餅乾。氫化作用賦予油品較長的效期，可放在雜貨店的架上數月都不會發酸。它的口感絲滑濃潤，與烹飪用動物油沒有太大不同，但價格卻較後者便宜數倍。這種油健康嗎？沒有人知道，也沒有人關心。這種新式固體脂肪簡直與食物無異，製造商就把它當作食物販售。寶僑將這項發明稱為「新佛蘭格製造酥油」（new Franken-product Crisco），但它其實就是**結晶化棉籽油**（crystallized cottonseed oil）。

酥油被巧妙地包裝成豬油的廉價替代品上市，1911 年，寶僑發起了一連串絕佳的行銷活動，將酥油置入每一個美國家庭裡。他們出版了食譜書（所有食譜當然都使用了酥油），並將之分送給大眾。這種行銷活動在當時是前所未聞，廣告中更宣稱酥油的製作原料為植物，所以比豬油更好消化，更便宜、更健康。但這則廣告卻忽略了醜惡的事實——棉籽油其實是種廢棄物。往後的 30 年間，酥油及其他棉籽油產品取代了豬油，稱霸全美廚房。

到了 1950 年，棉籽油開始變得昂貴，寶僑公司於是轉向另一種更便宜的替代物——大豆油。這種油品以一種出人意表的方式，攻佔了美國人的廚房。大豆源自亞洲，早在西元前 7,000 年就已是中國人的主食之一，並於西元 1765 年被引進北美。大豆約含有 18% 的油質及 38% 的蛋白，使它們成為餵養牲畜，或作為工業用途（塗料或引擎的潤滑劑）的理想作物。

第二次世界大戰前，美國人幾乎不吃豆腐，因此大豆在美國人的餐桌上幾無立錐之地。經濟大蕭條期間，由於美國大部分的地區都受到嚴重乾旱影響，情況開始有了轉機。農民發現大豆可以改善土壤中的氮平衡，以幫助土壤再生；此外，他們也發現美國廣大的平原地區相當適合種植大豆，大豆因而迅速成為僅次於玉米的第二大經濟作物。

1924 年，美國心臟學會初成立。一開始，這個學會只是由一群心臟科學家所組成，定期召開會議、討論專業內容，並不像現在擁有極大的權威性。1948 年，這個昏聵的組織接受了寶僑（製造氫化反式脂肪的公司）170 萬美元的贊助，這成為該組織極大的轉捩點，動物脂肪與植物油之間的戰爭於焉展開。

1960 至 1970 年代之間，由安塞爾‧基斯（Ancel Keys）所領導的科學家們宣稱，常見於動物食物，例如肉或乳製品中的飽和脂肪是飲食新惡棍；而美國心臟學會則在 1961 年提出全世界首份官方膳食指南，提倡減少脂肪、飽和脂肪及膽固醇的攝取，並以多元不飽和脂肪酸替代之。換句話說，人們被呼籲避免食用動物脂肪，而應以「對心臟健康、富含多元不飽和脂肪酸」的植物油，例如寶僑生產的酥油取代。這個觀念歷久不衰，甚至在 1977 年被整合入極具影響力的美國飲食指南中。

美國心臟病學會也開始發揮他們的巨大影響力，為美國人應攝取較少動物脂肪及飽和脂肪的建議背書。公共利益科學中心（The Center for Science in the Public Interest, CSPI）宣稱，將牛油及其他飽和脂肪轉換為部分氫化的反式脂肪，「對美國人的動脈來說是一大福音」，[2] 要求美國人以部分氫化植物油，也就是人造奶油，來取代正常奶油的攝取。

根據公共利益科學中心的說法，這一桶「可食用」的塑膠，比人類已食用超過三千年的奶油來得健康。及至 1990 年代，開始有大量的證據表明反式脂肪具有極端危險性，公共利益科學中心仍然拒絕承認反式脂肪的危害，並提出他們臭名昭彰的結論：「……這是在汙名化反式脂肪，你應該減少動物脂肪的攝取！」3 氫化能為食品製造商帶來極大的利益，包括低廉的成本、更長的效期……但改善人類健康並不在此列。諷刺的是，公共利益科學中心所推廣的這些富含反式脂肪的人造奶油，4 竟比動物脂肪來得要危險許多。5

1994 年，公共利益科學中心針對所有電影愛好者，安排了一場極端恐怖的「行銷活動」。當時電影院多使用含有大量飽和脂肪的椰子油製作爆米花；公共利益科學中心宣稱，中號的爆米花含有比培根蛋、大麥克、薯條及牛排更多的脂肪。6 電影院為阻止爆米花銷售下滑，紛紛以部分氫化植物油取代椰子油——沒錯，就是反式脂肪。這場美國動物脂肪大清洗的戰爭也波及了牛油，而牛油正是麥當勞炸薯條的祕密原料。你猜對了。飽和脂肪可能塞爆血管的恐懼，使人們的用油習慣走向了部分氫化植物油的不歸路。

你以為這樣就結束了嗎？1990 年代，美國心臟病學會及公眾利益科學中心告訴我們反式脂肪是如此健康，但現在卻有證據指出反式脂肪是心臟病的主要風險因素。最新的研究表明，反式脂肪的卡路里每增加 2％，罹患心臟病的風險就幾乎增加一倍。7 部分數據統計更顯示，由部分氫化植物油衍生而來的反式脂肪，導致至少 10 萬名美國人死亡。8 是的，10 萬人。由美國心臟病學會所推薦、對心臟「非常健康」的食物，反而使人們罹患心臟病，實在非常諷刺。直到 2015 年，美國食品藥物管理局（Food and Drug Administration, FDA）才終於將部分氫化油從安全食品認證清單中移除。是的，**數十年來**，美國心臟病學會都在籲請我們食用毒物。

受到美國心臟病學會推薦的健康食物，反而造成心臟病

　　人造種籽油，例如棉籽油，ω–6 脂肪酸亞麻油酸（linoleic acid）的含量極高。亞麻油酸被視為 ω–6 脂肪酸的基本結構，因為其他 ω–6 脂肪酸，例如 γ 次亞麻油酸（gamma linolenic acid, GLA）和花生四烯酸（arachidonic acid），皆是由亞麻油酸衍生而來。在石器時代（距今 260 萬至 1 萬年前），亞麻油酸的來源為全食物，例如蛋、堅果及種籽，人類不會攝取任何人造的 ω–6 脂肪酸種籽油。然而，酥油的出現，將單獨抽出的人造亞麻油酸類油品帶進我們的飲食當中，便宜、方便，卻對動脈具高度破壞性。1911 年以來，人類對於亞麻油酸的攝取量急遽增加，而這些成分的來源，是我們長久以來均未曾接觸的加工油品。這些 ω–6 脂肪酸種籽油無所不在，幾乎存在於所有加工食品，以及陳列於商店走道架上塑膠瓶裝種籽油中。不幸的是，這些不穩定的化學油品極易受熱、光和空氣的氧化影響──而在這些油品的製作過程中，就已免不了暴露於熱、光及空氣中。因此，雖然由全食物攝取而來的亞麻油酸有益健康，但人造種籽油中的亞麻油酸卻恰恰相反。想要對此主題有更深入的了解，可以閱讀迪尼寇蘭托尼歐博士的《超級燃料》一書。

　　所以我們要如何分辨健康脂肪和不健康脂肪？毫不意外地，所有來自動物（肉類、乳製品）及植物（橄欖油、酪梨、堅果）的天然脂肪，

通常都是健康的。高度加工的脂肪，例如人造種籽油以及人工氫化反式脂肪，都是不健康的。承認吧：我們之所以食用植物油，並非為了健康，而是因為便宜。後面，就讓我們一起深入了解更多細節。

▌關於脂肪，不可不知的是

膳食脂肪通常被分為兩大類，分別為飽和脂肪與不飽和脂肪（包含單元不飽和與多元不飽和）。飽和脂肪之所以稱作飽和，是因為結構中的碳骨架被氫原子所占滿，呈飽和狀態，故無法再接收更多的氫原子。單元不飽和脂肪（單元是指一個），例如橄欖油裡的油酸（oleic acid），是指碳骨架上仍有多餘空間可接收一**個**氫原子；多元不飽和脂肪則可以接收**許多**氫原子（多元是指多個）。

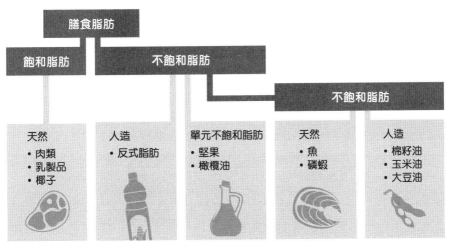

圖 11.1　脂肪種類的差別

　　所有天然來源的脂肪都是由多種型態的脂肪混合而成，包括飽和、單元不飽和及多元不飽和，比例各不相同。動物來源脂肪，例如奶製品或肉類，主要的脂肪成分為飽和脂肪；種籽油則含有許多不同種類的多元不飽和 ω–6 脂肪酸。含天然多元不飽和脂肪的食物，例如亞麻仁、深海魚，都含有 ω–3 脂肪酸。亞麻仁中含有大量 α–次亞麻酸（alpha-linolenic acid, ALA）與 DHA，EPA 則存在於魚油中。

　　雖然我們傾向將動物脂肪視為飽和脂肪，但培根脂肪中所含的油酸（橄欖油中高含量的單元不飽和脂肪酸）比飽和脂肪更多。雞肉脂肪有將近一半是單元不飽和脂肪，而飽和脂肪僅占 30％；健康的橄欖油則含有將近 14％的飽和脂肪。含有最多飽和脂肪的食物來自植物而非動物──椰子油的飽和脂肪含量超過 90％。

需要避開的脂肪：反式脂肪與人造種籽油

　　數十年來，你認為健康的食物（例如酥油中的反式脂肪與種籽油），反而是需要避開的物質，這著實使人感到震驚。接下來的內容，我們將解釋這些脂肪的壞處，以及我們是如何被這場脂肪大騙局矇騙超過一世紀。

人造反式脂肪

　　避開反式脂肪的建議，如今已不再是爭議話題。反式脂肪的命名，是由許多植物油中的雙鍵排列衍生而來，這些脂肪的天然排列受到人工氫化（在不飽和脂肪酸中添加氫）所改變，因而造成非天然的反式結構。耐人尋味的是，在反芻動物（例如綿羊及山羊）身上所發現的天然反式脂肪，並不會增加心臟病風險。[9]

世界上的多數國家均正在修法，或已明文禁止添加反式脂肪於飲食當中。2003 年，丹麥通過一項立法，禁止在任何食品的油脂中添加超過 2％的反式脂肪[10]。2018 年 6 月 18 日，美國食品藥物管理局禁止餐廳及商店販售所有反式脂肪的法規開始生效。加拿大人在 2018 年 9 月 15 日之後，不會再於盤中發現這種人工合成的怪異油脂。世界衛生組織在 2018 年發表了一項計畫，希望能在 2023 年全面掃蕩世界上所有的反式脂肪。前美國疾病管制與預防中心官員托馬斯・弗里登（Thomas Frieden）說：「反式脂肪是一種生活中非必要存在的化學毒物，沒理由讓世界上的其他人持續暴露於致命風險中。」[11]

植物油

富含 ω–6 脂肪酸的植物油可降低膽固醇，因而被認為能夠減少心臟病的發生率。人體可以自行合成多數健康所需的脂肪，但有兩者例外，即必需脂肪酸亞麻油酸（ω–6 脂肪酸的一種）與 α–次亞麻酸（ω–3 脂肪酸的一種），這些脂肪必須由飲食中獲取。缺乏任何一種都會導致疾病的產生，但維持 ω–3 脂肪酸與 ω–6 脂肪酸的比例平衡也至為重要（見下頁表），因為這兩種脂肪酸會相互競爭，爭搶滲入人體組織的效率，並搶用相同的限速酶（rate-limiting enzymes）。

據估計，人類祖先飲食的 ω–3 與 ω–6 脂肪酸含量幾乎相等。植物 ω–3 脂肪酸（ALA）存在於堅果、種籽與豆類中，然而深海 ω–3 脂肪酸（如 EPA 或 DHA）則存在於海鮮中。植物油幾乎全是 ω–6 脂肪酸，在美國人飲食中占據主導性的地位。數據顯示，食用人造種籽油，會讓我們所攝取的 ω–6 脂肪酸，較 ω–3 脂肪酸高出 10 至 25 倍之多。

油類來源	ω–6 脂肪酸與 ω–3 脂肪酸的比例
葡萄籽	696
芝麻	138
紅花	78
葵花	68
棉籽	54
玉米	46
花生	32
橄欖	13
酪梨	13
大豆	7
大麻	3
奇亞子	0.33
亞麻仁	0.27
芥花	0.2

＊表格取自《超級燃料》。

圖 11.2　常見油類 ω–6 脂肪酸與 ω–3 脂肪酸的比例

　　美國心臟病學會不斷建議以多元不飽和脂肪酸取代飽和脂肪，例如
植物油，以減少心臟疾病與死亡的風險；近年的研究卻顯示這是個天大
的錯誤。這個建議源自於 1960 年代，當時人們尚未能區分 ω–6 與 ω–3
脂肪酸的分別。雖然兩者皆為多元不飽和脂肪酸，其所帶來的健康效益
卻截然不同。現在，我們認為存在於魚油中的 ω–3 脂肪酸，例如 DHA

以及 EPA，能改善心血管健康；相反地，過量攝取種籽油中具高度發
炎性的 ω–6 脂肪酸時，則會導致心血管疾病的顯著惡化。

　　雪梨飲食與心臟病研究（Sydney Diet Heart Study, SDHS）是一個
隨機控制實驗，研究者利用濃縮的 ω–6 脂肪酸紅花油 13 以取代飽和脂
肪──這正是美國心臟學會多年來所提倡的食用油替代方案。不幸的
是，在雪梨飲食與心臟病研究中，採用傳統建議（即以植物油取代飽和
脂肪）的組別，其死亡率較未採用此建議者高出 62％。此研究結果證
明，「對心臟健康」的種籽油，其實暗藏致命危機。

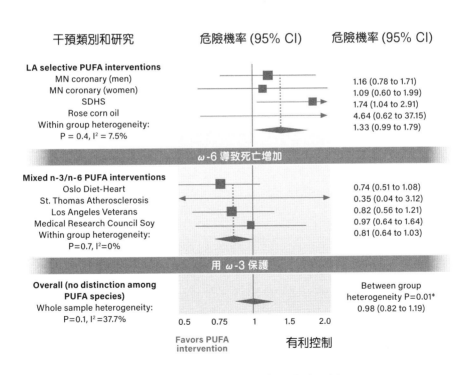

圖 11.2　ω–3 與 ω–6 相關實驗分析

長期攝入過量 ω–6 脂肪酸的危險，一直都隱身於 ω–3 脂肪酸好處的背後。針對兩種脂肪酸進行單獨分析時，危害便無所遁形。在同時包含 ω–3 及 ω–6 的試驗中，將反式脂肪與飽和脂肪相比，前者的死亡率較後者減少約 20%。但透過僅針對 ω–6 深入調查的研究可以發現，ω–6 的致死率較 ω–3 顯著增加，來到了危險的 33%。其他分析也迅速地證實了這個結果（見圖 11.2）。[14]

攝取人造 ω–6 脂肪酸的危害，可能源於亞麻油酸代謝物（OXLAMs）增加，使低密度脂蛋白變得容易氧化，進而誘發癌症，並降低高密度脂蛋白的敏感性。[15] 我們建議你勿攝取任何人造種籽油，但食用適量天然食物來源的亞麻油酸，例如堅果、雞蛋和雞肉則安全無虞，因為從這些由全食物而來的亞麻油酸，是受到保護而不會氧化的。

最糟糕的不只這些。曾有研究人員在 1960 至 1970 年代，針對改變用油習慣的建議進行了極為嚴謹的研究，卻在當時遭到封鎖。直到 2016 年研究者逝世，[16] 這份研究報告才得以完全公諸於世，由其他人員從他兒子的地下室中取回數據以完成分析。在這項研究中，研究者將測試組的食用油改為植物油，以代替食品中的天然飽和脂肪，並將該結果與未改變的組別進行比較。

這個改變當然與美國心臟病學會在過去 40 年中所提供的飲食建議完全相符，但卻沒有任何證據顯示這樣的轉換能帶來利益。這項研究即知名的「明尼蘇達冠狀動脈實驗」（Minnesota Coronary Experiment）。最初研究人員對植物油滿懷希望，期待測試組的血液膽固醇含量能如預期般下降。兩組的死亡率確實出現顯著差異──但在這項研究中，死亡率較高的卻是更換油品的測試組。改用植物油會使死亡風險增加驚人的 22%，對 65 歲以上的患者來說，更是一場災難。

世界各國政府過去不斷提出以富含 ω–6 脂肪酸的人造種籽油，取代天然飽和脂肪的建議，但這卻與提升健康的願望背道而馳。若能經多方嘗試，事情或許就不會走到這步田地。使用以垃圾（也就是棉籽）製造的人造油品，取代我們已食用數千年的奶油、鮮奶油和肉類來源天然油脂，對人體有害。植物油的優勢是便宜，而非健康。

飽和脂肪：前瞻性城市鄉村研究

許多人會以為飽和脂肪較其他類型的脂肪有害，但事實卻與直覺相反。不飽和脂肪具有多個雙鍵，使它們能夠接受像是氫這類的其他分子，反而較不具雙鍵的飽和脂肪更具化學活性。此外，多元不飽和脂肪酸，例如植物油，放置過久就會氧化發酸。

飽和脂肪（例如奶油）較少有這類問題，因為它們較具化學穩定性。氫化反應可將多元不飽和脂肪酸轉變為飽和脂肪，形成一場人工怪異油脂的夢魘。我們可不希望體內細胞因為脂肪氧化而壞死，倘若飽和脂肪更穩定，那麼攝取更多的飽和脂肪會不會更好？答案是肯定的。

2014 年，塔夫茨大學營養科學與政策學院院長達里什‧莫茲法里安（Dariush Mozaffarian）博士對現有文獻做了一個深入的回顧，發現攝取較多的飽和脂肪並不會增加心臟病的風險。[17]這個發現與奧克蘭兒童醫院粥狀動脈研究主任羅納德‧克勞斯（Dr. Ronald Krauss），以及哈佛大學胡銘峰（Frank Hu）博士，於 2010 年的分析結果相互呼應。他們的研究顯示，攝取較多的飽和脂肪與較高的心臟病風險不具關連性，反而能預防中風。[18]

2017 年，沙林・約瑟夫博士（Dr. Salim Yusuf）進行了迄今為止最全面的營養調查——前瞻性城市鄉村研究。實驗橫跨 5 大洲、18 國，追蹤人數超過 13.5 萬人，時間長達 7.4 年。這項研究不僅賦予飲食對於心臟病的絕對重要性，更是可供各國作為飲食指南基礎的嚴謹證據。

前瞻性城市鄉村研究顯示，攝取較多的總體脂肪或飽和脂肪，可**減少**罹患心臟病的風險與死亡率（見圖 11.3）。[19] 攝取最多脂肪的受試者與攝取最少脂肪的受試者相較比，前者的死亡率較後者低 23％，與飽和脂肪實驗的結果相似，前者罹患心臟病的風險也降低 30％。我們擔心會造成心臟病的飽和脂肪，實際上卻具**保護力**。旨在降低飲食總體脂肪及飽和脂肪，而廣為大眾認可並受政府背書的膳食指南，卻與事實背道而馳。無論是過去或現在，我們都沒有理由避食天然脂肪與飽和脂肪。

1977 年的美國膳食指南建議人們攝取高碳水化合物，這是非常不利於健康的。從前瞻性城市鄉村研究中可以發現，高碳水化合物飲食會增加 28％的心臟疾病與死亡風險。諷刺的是，美國膳食指南建議國人攝取 55％至 60％的碳水化合物，在前瞻性城市鄉村研究中卻是致命的飲食方法。美國食品藥物管理局的飲食金字塔中，過去並未對加工與非加工碳水化合物做出明確區別，因此美國人的飲食有極大比例依賴高度精緻的碳水化合物，例如白麵包、義大利麵，這些食物是最有問題的。

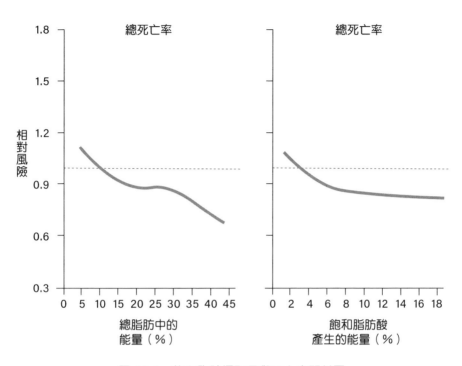

圖 11.3　飽和脂肪攝取量與死亡率關係圖

好的油脂：單元不飽和脂肪酸

　　以多元飽和脂肪酸取代飽和脂肪並不是件好事，但如果是單元不飽和脂肪酸呢？多數關於單元不飽和脂肪酸的研究都存在著一些問題，因為很難不受碳水化合物的攝取所干擾。[20] 勘誤研究（Kanwu study）顯示，單元不飽和脂肪酸可改善高碳水化合物飲食族群的胰島素敏感性。[21] 將病人的飽和脂肪飲食（如牛奶、奶油、起司及含脂肉類），轉換為單元不飽和脂肪酸飲食（如橄欖油、堅果以及酪梨），即使卡路里的攝取量相同，仍可以達成體重稍微減輕、增加能量消耗及降低血壓的效果。[22] 更重要的是,含豐富單元不飽和脂肪酸豐富的飲食,可以改善最危險的腹部脂肪,也就是內臟脂肪堆積。其他研究也發現,若將富含飽和脂肪的棕櫚油加入高糖飲食中,會使胰島素升高,並降低能量的消耗;[23] 若使用單元不飽和脂肪酸,則可以達成相反的效果,使每日能量的消耗略微增加。[24]

攝取較多的單元不飽和脂肪酸,或許能減輕你攝取碳水化合物的壓力,防止胰島素阻抗的產生,或是體重的增加。或許這也是為何許多地中海沿岸居民在享受麵包與義大利麵的同時,也能擁有窈窕體態與健康。他們喜歡慢慢品嚐美食,不會狼吞虎嚥,也不會像無底洞般吃個不停。此外,他們通常會以橄欖油沾醬搭配高碳水化合物食用。一項追蹤50 個地區、超過 50 萬人的大型隨機控制研究顯示,遵循地中海飲食可以改善腰圍、高密度脂蛋白、三酸甘油脂、血壓及血糖濃度。[25]

油酸(橄欖油中主要的脂肪酸)比硬脂酸(牛肉與巧克力中的成分)具有更高的**氧化速率**(oxidation rate),[26] 能釋放更多能量,增加飽足感,減少後續的食物攝取。此外,它也能提升細胞階層的脂肪燃燒,[27] 並需要更多能量才能完整消化。[28] 對於停經後肥胖,減重不易的女性族群來說,這個飲食方法也非常有效。[29] 將此族群飲食中的奶油換成橄欖油,有助將更多脂肪轉往細胞能量的提供,而非使用碳水化合物。如果想要減重,該燃燒的是體脂肪,而不是碳水化合物。

攝取較少飽和脂肪及較多單元不飽和脂肪的益處

以下為採取中度至高度碳水化合物飲食者，改攝取較少飽和脂肪及較多單元不飽和脂肪酸時，所能達成的效果：[30]

- 體重與體脂減少較多。
- 肌肉與非脂肪組織流失較少。
- 血壓降低。
- 餐後脂肪燃燒較佳（燃燒脂肪而非碳水化合物）。
- 餐後三酸甘油酯濃度較低。
- 餐後高密度脂蛋白濃度較高。

中鍊三酸甘油脂與椰子油

椰子油富含中鍊飽和脂肪酸，如月桂酸與肉荳蔻酸。多數膳食脂肪含有 12 至 20 個碳鍊，而中鏈脂肪酸僅含有 6 至 12 個碳鍊；這種碳鍊較短的脂肪酸，能為健康帶來益處。除椰子油之外，棕櫚油、奶油與全脂牛奶也含有中鏈脂肪酸。

中鏈脂肪酸的鍊長較短，易於身體吸收，因此可以快速轉換為酮體，代謝後作為燃料使用。由醫學層面解釋，中鏈脂肪酸可直接被肝門靜脈吸收，並從腸道進入肝臟。較長鏈的脂肪酸則由淋巴系統吸收後進入血液，並由該處進入脂肪細胞進行儲存，因此多不會進入肝臟。而中鏈脂肪酸則會在肝臟中迅速通過粒線體膜（粒線體是細胞的能量製造工廠），因此不須使用肉鹼。簡而言之，中鏈脂肪酸可直接進入肝臟，並在肝臟中更快速地被代謝為能量。這樣的機轉，代表可儲存在體內的脂

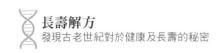

肪較少，多數都會被作為能量燃料燃燒。

椰子油的確會增加總膽固醇，但會優先增加高密度脂蛋白（好膽固醇），這解釋了它對心臟的健康益處。31 此外，初榨椰子油與初榨橄欖油類似；因為它是透過冷壓單獨萃取而成，而非以加熱或化學方法處理，保留了常在精製過程中流失的生物活性多酚，甚至比初榨橄欖油更健康。32 以傳統有機工法栽種的椰子，能製作出品質最佳的椰子油。

部分人體研究也顯示，使用中鏈脂肪酸能獲得某些值得期待的成果，與橄欖油 33 和長鍊脂肪酸 34 相比，中鍊脂肪酸能帶來較好的減重效果，這可能是由於其可抑制食欲或增加能量消耗的緣故。中鏈脂肪酸可快速轉換為能量，活化飽足機制、停止進食，減重效果較佳。飲食中較多的中鏈脂肪酸，能使整體卡路里攝取量顯著降低。一項研究指出，食用較多的中鏈脂肪酸，每天平均可以減少 256 大卡攝取 35；另一項研究則表示，食用較多的中鏈脂肪酸，每天可以減少 41 至 169 大卡。36

以中鏈脂肪油取代其他油品，或許可以增加能量消耗。37 康乃爾大學醫學院（Cornell University Medical School）營養學系副教授瑪莉・皮埃爾博士（Dr.Marie-PierreSt-Onge），研究中鏈脂肪長達 20 年以上，並表示：「椰子油與其他油脂相比，中鏈脂肪酸的含量比例較高。我的研究顯示，中鏈脂肪酸比長鏈脂肪酸更能增加代謝速率。」38 飲食中含有 30 公克的中鏈脂肪酸，可增加 24 小時內的能量消耗達 114 大卡。39 雖然此數據看起來並不突出，但合併能量消耗的增加與食欲的減少，長期下來也能產生顯著的效益。

中鏈脂肪酸缺乏在許多單元不飽和脂肪酸食物（例如酪梨、橄欖與堅果）中出現的多酚類。但是，椰子油可以顯著增加高密度脂蛋白。傳統南太平洋居民多以椰子為食，從中攝取大量椰子油，世世代代維持絕佳的健康狀態。基塔瓦群島（Kitava）、特羅布里恩群島（Trobriand）及巴布亞紐幾內亞島的傳統食物，都包括根莖類、魚類及椰子。學者深入探究此種飲食習慣，發現它能「顯著減少中風缺血性心臟病」。[40] 大量攝取椰子油中的飽和脂肪並不會「堵塞」動脈，反而不大會造成心臟疾病。

　　椰子油的潛在好處，也於托克勞移民研究（Tokelau migrant study）中再次獲得證實。[41] 托克勞是南太平洋上的一個小島，位於紐西蘭東北部。當地居民世代以魚獲、麵包果及椰子為食。據統計，在托克勞人所攝取的卡路里中，有高達 70％來自椰子，因此中鏈脂肪酸在他們的飲食中含量極高，接近 50％。一份針對托克勞人健康的早期研究顯示，他們罹患高血壓、心臟病、肥胖症和糖尿病的機率較低。但 1966 年的一場熱帶氣旋迫使島上相當數量的人口疏散至紐西蘭，這場風暴所引發的移居行動，為托克勞移民轉化為典型西方飲食的研究，提供了一個千載難逢的機會。西方飲食的糖與精緻碳水化合物比例較高，飽和脂肪的含量相對低得多。

　　研究的結果不是太好。將托克勞移民與留住島上的居民相較，發現男性移民的平均體重，在移民行動後的 10 年內，增加了 20 到 30 磅。糖尿病人口增加了超過 1 倍，收縮壓平均升高 7.2 毫米汞柱，舒張壓平均升高 8.1 毫米汞柱，痛風的情況加劇。以西方飲食取代傳統飲食中大量攝取的椰子與椰子油，對托克勞移民的健康極為有害。

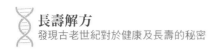
全脂乳製品

多年來,我們總是一再聽到應飲用低脂或脫脂牛奶的說法,因為牛奶中的脂肪是高度飽和的,對心臟健康有害。此一論點與過去數千年的觀點形成了直接的矛盾—過去數千年來,乳製品均因其高脂肪含量而備受推崇。英語中有許多這樣的片語:

- 錐久處囊中,必脫穎而出。(The cream always rises to the top.)
- 萬中選一。(This is the cream of the crop.)
- 你只是在敷衍了事。(You're skimming off the top.)

這些片語的背後都有著相同的涵義:牛乳中的脂肪,是最為豐潤,也是最為珍貴的部分。

隨著現代人對低脂飲食越發重視,可能會讓你產生這樣的迷思:過去許多的科學研究都證實,膳食脂肪是不健康的,所以降低牛奶中的脂肪含量能促進健康。這個想法或許並不正確。目前尚無任何證據能夠證明,高脂飲食會造成心臟病。

現代研究正在為先前被視為飲食惡棍的脂肪洗脫罪名。[42] 一項追蹤期間長達 22 年,並以嚴謹方式量測患者血液中脂肪含量的研究顯示,攝取膳食脂肪與心臟病罹病率及死亡率並無任何相關。該研究是以 2014 年的另一項研究為基底延伸而成,當時的研究結論是攝取脂肪並不會增加中風的風險。[43] 主要作者瑪西亞·奧圖(Marcia Otto)博士指出,飲食中的脂肪酸或許能夠降低心血管疾病,尤其是中風的死亡風險。[44] 沒錯,全脂飲食是健康而無害的。另一個 2013 年的研究分析則認為,膳食脂肪對於全球大流行的疾病具有保護力,特別是第二型糖尿病。₄₅ 由此可見，我們並沒有害怕全脂飲食的理由。哥本哈根大學（University of Copenhagen）的營養學系主任埃內‧阿斯楚普（Arne Astrup）博士，在 2014 年寫下一篇名為「飽和脂肪與乳製品的改觀：化敵為友」（A Changing View on Saturated Fatty Acids and Dairy: From Enemy to Friend）的文章，₄₆ 為 2016 年《時代》雜誌所宣告的「奶油回歸」，下了最好的註解。

▓攝取堅果

1990 年代晚期，專家並不建議我們大量攝取堅果，因為堅果通常含有大量油脂。當時所有脂肪都被視為惡的象徵，脂肪含量高的食物如堅果與酪梨，都被當作不健康的東西。然而，許多大型研究紛紛證實堅果對於心臟的保護力十分卓著，此一研究結果已經過反覆試驗，₄₇ 並獲得大眾的採納。

堅果包含樹堅果（如杏仁、榛果及胡桃）和豆莢類（如花生）。堅果的主要成分為油酸，與橄欖油內的不飽和脂肪酸相同，但它還含有豐富的膳食纖維、蛋白質、礦物質及多酚類。攝取較多的堅果可減少罹患高血壓的風險，以及 13％第二型糖尿病的罹病率，並降低體內低密度脂蛋白的含量。這些發現促使美國心臟病學會提出攝取更多堅果與種籽的建議，以降低罹患心臟病的風險。每日攝取一份堅果，可降低心血管疾病罹病率達 28％。攝取有機堅果，是較好的選擇。

> ## 攝取堅果具顯著的心臟保護力。

特級冷壓橄欖油

特級冷壓橄欖油（extra virgin olive oil, EVOO）及初榨橄欖油，都是由橄欖製造而成，但是製程完全不一樣。特級冷壓橄欖油為非精煉油，無使用任何化學製程或熱處理，而是將橄欖研磨為泥，接著使用冷壓方式萃取油脂。特級冷壓橄欖油大概是你所能購得的最高品質油品，價格雖貴，卻物有所值。特級冷壓橄欖油製造後剩餘的橄欖泥，可以利用化學溶劑及熱處理方式提取餘下的油脂，這種油品稱為初榨橄欖油，價格雖較特級冷壓橄欖油便宜，但屬於品質較差的精煉油。

特級冷壓橄欖油較初榨橄欖油健康，因為含有更高的多酚含量。一項隨機交叉控制研究發現，增加多酚的攝取，可以提高體內高密度脂蛋白，並減少氧化低密度脂蛋白的含量。本研究的作者得出一個結論：「橄欖油不僅富含單元不飽和脂肪酸，其所含的多酚類，也可以為血液中的膽固醇及抗氧化傷害帶來好處。」[49]

特級冷壓橄欖油中所含的多酚，被發現可以抑制低密度脂蛋白的氧化，而這個氧化過程是促使心臟病生成的極大威脅。[50] 一項研究顯示，每天攝取 50 公克的橄欖油（約 2 盎司），持續 2 週，就能減少 73％低密度脂蛋白氧化，以及 61％巨噬細胞吞噬低密度脂蛋白。[51] 這些數據指出，橄欖油，尤其是特級冷壓橄欖油，能有效減少粥狀動脈硬化。此外，人類研究也證實，特級冷壓橄欖油可以減少發炎[52]、血管黏稠性[53]、DNA 損害[54] 及低密度脂蛋白的氧化，並降低血壓，改善內皮細胞功能。[55] 有鑑於此，特級冷壓橄欖油，特別是以傳統工法生產的有機新鮮橄欖油，對健康絕對是千載難逢的良品。

海洋性 ω—3 脂肪酸的好處

攝取大量海洋性 ω–3 脂肪酸 EPA 及 DHA，能為健康帶來許多好處，包含較低的心血管疾病罹病率及死亡率。有心臟病發作史的患者，每日僅須攝取 1 公克的 EPA 或 DHA，即可降低總體死亡率、心因性猝死及死亡的風險。高劑量（每天 3 至 4 公克）的 EPA 及 DHA 則可降低血壓及三酸甘油脂，並穩定粥狀動脈硬化斑塊。長鏈 ω–3 脂肪酸能提升基礎代謝率，促進肌肉蛋白質合成，降低肌肉流失量，並減少肥胖風險。高油脂魚類如鮭魚或沙丁魚，是海洋性 ω–3 脂肪酸的絕佳來源，但是磷蝦油更勝一籌。

EPA 及 DHA 的建議補充量

想維持目前健康狀態的人，我們建議每天經由非養殖海鮮、高品質魚油或藻油攝取 3 至 4 公克的 EPA ／ DHA，並搭配 3 至 4 公克的磷蝦油。

磷蝦油

磷蝦是體型極小的甲殼類動物（與蝦子類似），棲地為北極、南極與太平洋。因為磷蝦的體型非常小，與魚類相比，重金屬汙染的情況較少；其所含的 ω–3 脂肪酸可進入大腦，迅速且有效地為人體所吸收。1 公克的海王星磷蝦油（Neptune Krill Oil）能提供 240 毫克的 EPA 及 DHA、1.5 毫克的蝦清素，以及 74 毫克的膽鹼。[59]

　　磷蝦油可以預防關節炎 [60]、經前症候群、乳房腫痛及關節疼痛。[61] 每天攝取 1 至 3 公克的磷蝦油，能降低血糖、總膽固醇、三酸甘油脂，並增加高密度脂蛋白，比魚油及其他劑量低得幾乎算是安慰劑的補充品效果更好。[62] 磷蝦油之所以被視為超級 ω-3 脂肪酸，是因其含有蝦清素，具高抗氧化力。蝦清素是一種非常獨特的物質，因為它可以通過細胞膜的脂質雙層，同時也是具有水溶性與脂溶性的抗氧化物，因此，蝦清素可以預防來自細胞內外的氧化傷害。

　　史前人（Prehistoric humans）會捕獵非洲大草原上的動物，並食用它們的大腦，以獲取這種 ω-3 脂肪酸。[63] 動物腦組織的 DHA 含量比鮭魚更高，[64] 也較海洋生物易於取得，[65] 並使早期人類獲得腦部發展的優勢。現代人已不再食用動物的腦組織，磷蝦油便成了最好的選擇，因為它是同時具高度水溶性及脂溶性的抗氧化物，能預防腦中敏感的 DHA 氧化。

磷蝦油的健康益處 [66]

與魚油相比，磷蝦油的吸收率較佳，且不易氧化。磷蝦油中的 ω-3 脂肪酸及魚油中所沒有的磷脂質鍵結，可以跨過血腦與血視網膜屏障，將 ω-3 脂肪酸傳送至脂質雙層，到達身體需要的組織中。磷蝦油中的卵磷脂可預防脂肪肝，亦能改善認知功能。蝦清素可以穿過皮膚細胞，預防陽光的紫外線傷害。磷蝦油的抗氧化力較魚油更佳，其自由基氧化吸收效價（oxygen radical absorbance capacity, ORAC）如下：

- 維他命 A 及 E 的 378 倍。
- 魚油的 47 倍。
- 輔酵素（CoQ10）的 34 倍。
- 茄紅素的 6.5 倍。

磷蝦油的單線態氧猝滅能力（singlet oxygen quenching capacity）為：

- 維生素 C 的 6000 倍。
- CoQ10 的 800 倍。
- 維生素 E 的 550 倍。
- β- 胡蘿蔔素的 40 倍。

和魚油不同，磷蝦油無魚腥味，能改善骨關節炎的硬化情形。磷蝦油可以：

- 減少 30％的 C 反應蛋白。
- 減少 28％的三酸甘油脂。
- 減少 40％的低密度脂蛋白。
- 增加 44％至 60％的高密度脂蛋白。
- 顯著減少空腹血糖 6％。

與魚油相比，磷蝦油可以：

- 減少小鼠心臟周圍脂肪 42％（魚油 6％）。
- 減少小鼠 60％的脂肪肝（魚油 38％）。

對脂肪做出最好的選擇

　　目前的脂肪分類為飽和脂肪、單元不飽和脂肪酸及多元不飽和脂肪酸，這樣的分類方式，對於了解脂肪對人類健康的效應並沒有實質幫助。這種分類法始於一本化學，而非以健康長壽的層面制定的。某些脂肪是健康的（例如全食物中的脂肪），而某些脂肪是不健康的（例如人造反式脂肪與植物油）。飽和脂肪可以是健康的，例如存在天然乳製品及椰子油中的脂肪。多元不飽和脂肪酸可以是健康的，例如海洋性 $\omega-3$

脂肪酸，也可以是不健康的，例如含有大量 ω–6 脂肪酸的人造種籽油。越來越多的研究指出，存在於橄欖油、堅果及肉類中的單元不飽和脂肪酸，能為我們帶來健康的效益；而人造的單元不飽和脂肪酸及反式脂肪，卻對健康十分有害。僅僅知道這些脂肪的分類方式，對於決定是否應該攝取這種脂肪，一點幫助都沒有。

在判斷此類脂肪是否健康時，我們應當要問一個最基本的問題：這是否為天然油脂？人類攝取這些天然脂肪由來已久，由此可見，這類油脂應不會造成健康風險。天然飽和脂肪如乳製品及椰子油、天然單元不飽和脂肪如橄欖油、天然多元不飽和脂肪如 ω–3 脂肪酸與 ω–6 脂肪酸，皆屬此類。目前的研究已獲得一個結論：盡量攝取接近原始狀態的食物，有利健康。這點無庸置疑。

讓我們來談談不好的油脂，也就是高度加工的油品與脂肪。反式脂肪為人造不飽和脂肪，我們應該竭盡所能地避免食用。這個道理相信大家都了解，但是避開高度精製的非天然植物油，也是同等重要的。你想，我們的穴居人祖先會打開一罐葵花油，還是利用天然動物油脂烹飪？認為人造油品及油脂，例如植物油，較大自然賜予我們的天然油脂來得健康，這種想法簡直是夜郎自大。舉個例子：玉米的油脂含量不高，是天然食物。那麼，玉米油又怎麼會是健康的天然食物呢？

最重要的是確保自己食用健康脂肪。這些食物與成分，包括特級冷壓橄欖油；存在於海鮮、藻類及磷蝦油中的海洋性長鏈 ω–3 脂肪酸 EPA 與 DHA；亞麻仁及奇亞子中所含的亞麻仁酸；甚至是動物性脂肪，例如奶油、起司及鮮奶油，都對健康無害，來自天然放牧動物的製品更佳。避開有害的脂肪，例如人造反式脂肪，以及人造 ω–6 脂肪酸。

第 12 章

藍域：

最長壽的
文化

2005 年，《國家地理雜誌》（*National Geographic*）專欄作者丹·比特納（Dan Buettner）首度使用**藍域**（Blue Zone）這個名詞，來描述世界上居民特別健康長壽的特定區域。藍域包含以下地區：

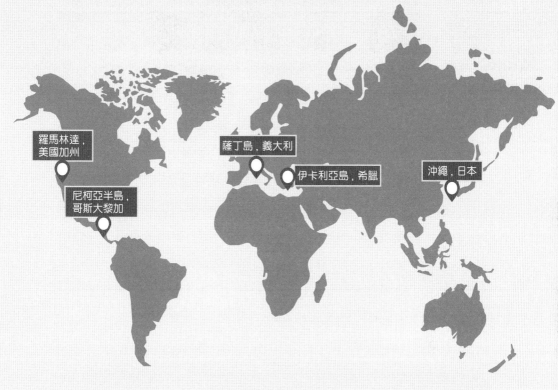

羅馬林達，
美國加州

尼柯亞半島，
哥斯大黎加

薩丁島，義大利

伊卡利亞島，希臘

沖繩，日本

　　居住在藍域的人們，壽命大多可達 90 歲以上，甚至也有超過百歲的人瑞，老化相關的疾病在這些區域較為少見。雖然這些人生活在世界各地，飲食與生活型態看似天差地遠，但他們都擁有一些共同的特點，可以幫助他們更長壽，活得更圓滿。

　　這些族群通常不大抽菸，經常走動（中度活動），將家庭與社交活動放在第一優先。他們的飲食通常以植物為基礎，蛋白質攝入量相對較低，尤其是動物性蛋白。深入觀察這些特別長壽者的飲食，或許能為了解長壽祕訣帶來啟發性。

日本：沖繩

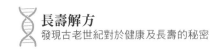

　　在全世界的人口中，平均每 10 萬人，就有 6.2 人是超過百歲的人瑞。根據日本 2017 年的人口調查，日本躍居為全球百歲人瑞比例最高的國家，每 10 萬人中，就有 34.85 人超過百歲。然而，這個數字早在 1990 年就為占地狹小的沖繩（Okinawa）所打破——每 10 萬人中，就有 39.5 個百歲人瑞，相當驚人。[1] 即便身為日本年收入最低的行政區，醫療資源也最為匱乏，沖繩男性的平均餘命仍達到 84 歲，女性的平均餘命則為 90 歲。當地居民很少罹患對西方人而言致命的疾病——心臟病、乳癌、攝護腺癌的罹病率為 20％，阿茲海默症的罹病率則少於 50％。[2] 值得關注的是，由於沖繩的飲食習慣近年發生了顯著的改變，變得更加西化，到了 2000 年，沖繩的長壽優勢基本上已逐漸消失。然而，關於沖繩傳統飲食的完整資料仍能提供線索，幫助我們探索沖繩從前的長壽祕訣。

　　沖繩的傳統飲食包括一些肉類，尤其是豬肉，以及大量的植物。日本最古老的飲食紀錄可追溯至西元 1880 年，該分資料顯示，沖繩人的卡路里來源，有 93％是來自地瓜，比例驚人。[3] 他們每天攝取低於 40 公克的蛋白質，這個習慣一直持續到 1949 年。三餐的食材包括地瓜、味噌湯以及大量蔬菜。

　　在沖繩的傳統飲食中，約有 80％是碳水化合物，如地瓜、蔬菜及一些穀類。在第二次世界大戰之後，沖繩人有 70％的卡路里是來自低蛋白、低營養、高纖維的地瓜，[4] 這樣的飲食型態幾乎與美國的標準飲食背道而馳——低營養（特別是鉀、鎂、維生素 C 及類胡蘿蔔素）又低纖維。₅ 除了無所不在的地瓜，其他蔬菜及豆類占了沖繩飲食構成的 10％，米飯及其他穀物則約占 20％。1988 年的數據顯示，沖繩人每日豆類攝取量高出國家平均值 30％，綠色及黃色蔬菜則高出 50％。

由於花青素的含量不同，沖繩地瓜分為紅色和深黃色兩種，兩種都含有豐富的多酚及抗氧化物。沖繩是一座相對獨立的副熱帶島嶼，有兩個生長季節，適合生產地瓜及新鮮蔬菜。稻米由於生長不良，在 17 世紀左右為產量固定的地瓜所取代。

沖繩人每月都會舉辦不同的慶典，並在慶典中攝取肉類，尤其是魚肉與豬肉。從過往的資料來看，肉類加上魚類，在沖繩人的總卡路里攝取量中，只占微不足道的 1％，而乳製品和蛋非常稀少。沖繩人的飲食幾乎全素，每天僅提供約 1,800 大卡的熱量（而美國的平均攝取量為 2,500 大卡）。₆

隨著時間的推移，沖繩人的肉類攝取逐漸增加。沿海地區居民通常食用魚類，而豬肉也是另一種常見肉類。沖繩島上的豬並非圍欄圈養，因此可自行攝取野生植物，人們也會餵食蔬菜廚餘，與西方國家豬農餵食穀物不同。在非圍欄圈養的豬肉中，ω–3 脂肪酸含量較高，ω–6 多元不飽和脂肪酸則較低。沖繩飲食中的鈉含量很高，這也是所有日本飲食的特點——高含量的鈉通常來自醬油、味噌、鹹魚及醬菜。

沖繩飲食的另一個特色是攝取大量的海藻**昆布**。日本飲食常將昆布當作高湯的調味基底，而沖繩人卻是直接食用大量的昆布。昆布是一種生長在海水中的海藻，富含纖維、礦物質、海洋性 ω–3 脂肪酸 EPA 和 DHA，以及鹽分——每盎司的昆布，含有高達 840 毫克的鈉！

飲食中的蛋白質含量不高，對沖繩人的健康與長壽並無危害。他們的身材較為矮小，總肌肉量較低，表示我們無法用此資料推及肌肉發達的美國人；但是這些資料也顯示，或許我們並不需要這麼多蛋白質，尤其是我們並沒有在進行阻抗訓練。

第二次世界大戰後，沖繩人的肉類攝取量開始穩定上升，到了1988年已超過日本的平均值。每日人均肉類攝取量為90公克，同時也食用等量的豆類。由此可見，沖繩人對於高蛋白質飲食及低蛋白質飲食的型態都適應良好。多數西方國家的每日蛋白質攝取量為200公克（1公克的肉類不等於1公克的蛋白質，因為肉類可能含有大量脂肪，依據肉類的種類及部位而定）。

現代沖繩飲食也發生了其他的變化。豆類、綠色與黃色蔬菜的攝取量下降，低於日本全國平均值，由脂肪中獲取的卡路里，也增加了超過30%。飲食西化最甚者為年輕島民；尤其是年輕男性；他們不太喜歡吃傳統的什錦雜炒（chanpuru，チャンプルー），一種以肉類（豬肉）、豆腐與蔬菜拌炒的料理，與老一輩相比，魚肉的攝取量也較少。

沖繩島民和日本與東亞的多數族群一樣，飲用許多的茶。最受歡迎的茶飲為綠茶及粉茶（konacha，こなちゃ），一種半發酵茶。在沖繩，綠茶通常會加入茉莉花及薑黃調味，稱之為香片，意為**帶有香氣的茶**。他們通常日飲2杯茶。

沖繩人原則上遵循古老的儒家傳統，在感到完全飽足前就會停止進食，止飢足矣，此舉稱為吃飯八分飽。這與吃到完全飽足是完全不同的兩件事，養成感到八分飽便刻意停止進食的習慣，可以巧妙地減少20%的卡路里攝取。沖繩人會實行現代人所謂的「正念飲食」方法，以控制自己在吃得太飽前就停止進食。如果你想要和沖繩人一樣實施八分飽飲食法，就得不斷有意識地注意自己是否已經吃飽了。

你可以遵循以下原則，讓刻意的卡路里限制更易執行：

- 記得何時進食，攝取健康的食物。

- 非進食時間，**不要進食**。不要心不在焉地吃東西。不要在電視前吃東西。不要一邊吃東西一邊閱讀。不要在電腦前吃東西。專心於吃東西的當下，並且享受進食的愉悅。

- 當你不再感到飢餓，就停止進食。

- 放慢進食的速度。胃部的飽足訊號需要一些時間才會確實傳達，如果你不斷吃到真正感覺飽足，很容易會過度進食。想想上一次你去吃到飽餐廳的經驗：一開始，你覺得很滿足，但當 10 到 15 分鐘後，飽食訊號開始全力發出，你會覺得自己快要爆炸了，甚至產生輕微的噁心感。

- 使用較小的盤子或碟子，強迫自己拿取較少的食物。我們傾向把盤子裡的所有食物吃完，這個觀念從我們孩童時期就根深蒂固。我們會清空盤中的食物，不論它有多少。若我們盛入過多的食物到盤裡，無論我們是否已感到飽足，都仍會不斷進食，直到食物吃光為止。刻意盛裝較少的食物可以讓我們把餐盤清空，卻不過度進食，且隨時留心自己是否已經吃飽了。

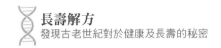

　　不幸的是，沖繩的長壽優勢正在迅速消失。在第二次世界大戰之後，白麵包以及白米飯開始取代人們過去所鍾愛的地瓜。年輕的沖繩人正大啖更多的美式速食，而且許多人已開始有過重的問題。肉類的攝取量增加，綠色及黃色蔬菜的攝取量卻減少，沖繩其實已躍居為全日本肥胖比例最高的地區。傳統的飲食模式在沖繩人的長壽中所扮演的角色，其重要性遠勝他們的生活型態及環境。

長壽清單：沖繩

- ⊘ **卡路里限制與斷食**：吃飯八分飽的卡路里限制。
- ⊘ **mTOR**：低動物性蛋白的飲食。
- ⊘ **茶／咖啡／紅酒**：沖繩人和其他日本人一樣，飲用非常多的茶。
- ⊘ **鹽**：因味噌、昆布及醬油的緣故，飲食通常為高鹽。
- ⊘ **脂肪**：魚類作為穩定的飲食來源，它們的油脂含量通常不高；但是較低的穀物攝取量意味著適切的 ω–6 脂肪酸與 ω–3 脂肪酸比例。沒有食用植物油的習慣。

▋義大利：薩丁島

　　與沖繩島在地球彼方遙望相對的，是義大利的瑰寶薩
丁島（Sardinia）。這是第一個被列為藍域的區域，坐落於
地中海西部區域，距義大利海岸 75 英里處。由於其多山地
形，居民大多與世隔絕，相對貧困；但位在奧里亞斯特拉
省（Ogliastra）的一座小村莊裡，每 200 人中，就有 1 人
超過百歲，[7] 人瑞總數大約是美國的 50 倍。有趣的是，這群
百歲人瑞的男女比為 2：1，較其他藍域的 5：1 要低上許多。[8]
享嵩壽的男性薩丁島民比例，較世界上其他國家多了不少。

　　第一個可信的薩丁島飲食紀錄，來自於法國地理學家莫里斯・勒藍
努（Maurice Le Lannou）。他將這個飲食型態形容為「特別儉樸」，[9]
這可能是因為該區域相對窮困所致。薩丁島民的其中一項主食為蔬菜湯
（即通心粉湯），以大量新鮮的當地產蔬菜烹調而成，有時也會加入一
些豆類，與酸麵包搭配食用。人們主要的卡路里與單元不飽和脂肪酸來
源為栗子與核桃，很少吃肉──以一個貧困地區而言，似乎不難想像。
一份 19 世紀中期的報告顯示，薩丁島民每月只食用肉類 2 至 4 次；但
隨著時間過去，近年來島民食肉的頻率已逐漸增加。話雖如此，直到
20 世紀中期，人們飲食蛋白的來源，估計仍有約 70％至 83％是來自蔬
菜；然而乳製品的攝取卻比肉類高出許多，尤以島上牧民為最，他們習
慣飲用山羊奶及羊奶、食用瑞可塔起司（ricotta cheese）。只有沿海地
區的居民食用魚肉。

　　薩丁島民和他們的孿生兄弟義大利人一樣，攝取一定分量的葡萄
酒。他們喝的多為紅酒，每人一週平均喝掉 0.5 公升（大約每天 1 杯）。[2]

當地產的卡諾娜葡萄（Cannonau）能產生更多的紅色葡萄皮色素（red pigment），有助人體抵抗強烈的紫外線；而在紅酒的生產過程中，葡萄所浸漬的時間較其他紅酒來得更久一些。上述兩個因素，可使這種紅酒的類黃酮成分較其他紅酒高出 2 至 3 倍。

　　薩丁島飲食包括大量的起司及肉類，與傳統以地瓜為主食的沖繩飲食截然不同。他們仍然以草飼羊奶製作起司，並習慣將肉保留在特定節日食用，故整體的飲食中的肉類比例還是偏低。用餐時，他們通常會以大量的全麥麵包、豆類和蔬菜搭配肉類享用，一杯紅酒是絕對少不了的——當然，這些都是地中海飲食最值得讚賞的經典組合。

長壽清單：薩丁島

- ⊘ **卡路里限制與斷食**：薩丁島的飲食習慣簡樸。
- ⊘ **mTOR**：飲食中的動物性蛋白含量較低，強調蔬菜與豆類。
- ⊘ **茶／咖啡／紅酒**：就像其他義大利人一樣，飲用非常多的紅酒。
- ⊘ **鹽**：來自牛奶與起司的高鈉飲食。
- ⊘ **脂肪**：食用許多栗子及核桃，當中含有大量不飽和脂肪酸；飲食中的乳製品，脂肪含量很高。

美國加州：羅馬林達

美國加州的羅馬林達（Loma Linda）位於大都市洛杉磯（Los Angeles）以東 60 英里，看起來似乎是個不可能發現長壽族群的區域。此地居民的壽命較一般美國人多出十餘年，大多為基督復臨安息日會（Seventh-day Adventist Church）的教友，提倡素食，不菸不酒。

由基督復臨安息日會所設立的羅馬林達大學，自 1960 年起，針對當地的 2 萬 5,000 名居民展開關於飲食及生活型態的研究。原始研究為 1960 年至 1988 年的基督復臨安息日會死亡研究（Adventist Mortality Study），發現該會教友與美國其他非教友相比，罹患癌症的與心臟病機率較低，這也使他們的平均壽命較長，男性多出 6.2 年，而女性則多出 3.7 年。接著，1974 年至 1988 年的耶穌復臨安息日會健康研究（Adventist Health Study），則證實了以下發現：該會的男性教友，與一般加州男性相比，平均壽命多出 7.3 年，女性則多出 4.4 年。研究學者將此益處歸因為 5 種主要行為，包括不抽菸、規律運動、維持健康體重、攝取更多堅果，以及以植物為基底的飲食。

雖然上述健康行為的前三項為大眾所認同，但攝取天然脂肪含量高的堅果是否真有其重要性，卻在當時引發了高度的爭議。然而，此後的許多研究，都證實了這項結果。儘管大眾媒體將耶穌復臨安息日會的研究結果歸功於植物性飲食，但不抽菸可能才是最大的主因。

最近一次的耶穌復臨論健康研究（AHS-2）始於 2002 年，針對 9 萬 6,000 名北美教友的飲食進行分析。截至目前為止，學者已證實遵循全素飲食者（略高於教會總人口數的一半），比較不會出現高膽固醇、

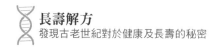

高血壓、糖尿病、代謝症候群,以及各種癌症。[10]尤其是攝取較多水果、豆類及番茄的教友,罹患某些癌症的機率較低。[11]

長壽清單:美國加州羅馬林達

- ✅ **卡路里限制與斷食**:採全素飲食,與含肉飲食相較,卡路里較低。
- ✅ **mTOR**:飲食中的植物性蛋白較高,動物性蛋白較低。
- ⭕ **茶 / 咖啡 / 紅酒**:未特別鼓勵或禁止茶與咖啡(教徒不飲酒)。
- ⭕ **鹽**:飲食中含有正常比例的鹽。
- ✅ **脂肪**:食用許多栗子及核桃,當中含有大量不飽和脂肪酸。

▌哥斯大黎加：尼科亞半島

　　尼科亞半島（Nicoya）位在更南方，哥斯大黎加（Costa Rica）陽光普照的北太平洋沿岸。此處的居民，特別是男性，超過 90 歲的高齡人口為美國的 2.5 倍。[12] 與日本人和薩丁島民相比，60 歲以上的男性有高出 7 倍的機率，能慶祝他們的百歲生日；這些人罹患心血管疾病的風險也相對較低。

　　傳統的尼科亞半島飲食富含纖維，以大量植物為基底，主食包括新鮮現做的墨西哥玉米餅、黑豆、木瓜、香蕉及番薯。尼科亞半島居民也攝取雞肉、豬肉及牛肉，但是他們的餐盤中的食物大多是澱粉類，例如米飯和豆類。[13] 和同樣在長壽榜上有名的哥斯大黎加人相比，尼科亞人的確攝取較多的卡路里、碳水化合物、蛋白質及纖維。但他們的每日蛋白質攝取量為 73 公克，遠低於美國人的平均攝取量 100 公克。整體而言，尼科亞半島居民傾向攝取傳統飲食，而非加工及精緻食品。

長壽清單：尼柯亞半島

- ✅ **卡路里限制與斷食：**飲食以植物為主，總卡路里通常較低。晚餐習慣吃得不多。
- ✅ **mTOR：**飲食以植物為主，很少肉類。
- ✅ **茶／咖啡／紅酒：**為重度咖啡飲用者，通常每天飲用。
- ⭕ **鹽：**飲食中含有正常比例的鹽。
- ✅ **脂肪：**由於飲食以植物為主，整體脂肪攝取量較低，來源多為動物性脂肪。不使用植物油。

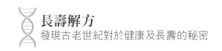

▓希臘：伊卡利亞島

以希臘伊卡洛斯（Icarus）神話*命名的伊卡利亞島（Ikaria），占地狹小、多山，坐落於希臘與土耳其之間的愛琴海上。人口近 8,500 人，幾乎全數信仰傳統希臘東正教。90 歲以上人口數為美國的 3 倍，且大多不受失智症或其他老化相關疾病所苦。14 關於伊卡利亞島是健康長壽聖地的讚譽，可回溯到 2,500 年前，古希臘人會來此旅遊，並享受當地溫泉。

遵循地中海飲食的人可觀察伊卡利亞島民的飲食，當中含有許多新鮮蔬果、全穀類、豆類、馬鈴薯，以及大量橄欖油。他們也享受含有豐富的抗氧化物質的野生迷迭香、鼠尾草及奧勒岡花草茶。典型的早餐包括麵包、蜂蜜、紅酒、咖啡或是當地的高山茶；午餐通常是豆類（扁豆及鷹嘴豆），搭配當地時蔬；晚餐則通常是麵包與山羊奶；在特定情況下才食用肉類。15 當地典型的地中海飲食，包含大量橄欖油、紅酒及蔬菜，與西方飲食相比，肉類的含量較少。

平均而言，伊卡利亞島居民每週吃魚 2 次，肉類則是 5 次。他們很常飲用咖啡（平均每天 2 至 3 杯）及紅酒（每天 2 至 3.5 杯）。伊卡利亞島居民所攝取的糖分，只有美國人所攝取之精製糖的四分之一。雖然他們有時也吃石磨小麥（stone ground wheat）麵包，但多數時候，他們都吃酸麵包（sourdough）。但是比起飲食習慣，對島民來說更重要的一件事，可能是「談笑共享的食物最美味」。16

作為虔誠的希臘東正教徒，許多伊卡利亞島居民均遵循宗教行事曆，當中包含多次短期斷食。一項專門探討斷食研究發現，規則斷食者

---

*編注：伊卡洛斯為古雅典名匠代達羅斯（Daedalus）之子，與父親為逃離被囚之處，使用蠟與羽毛製成的翅膀飛到海上，卻不慎墜落，後葬於內文所述之島嶼上。

擁有較低的膽固醇及 BMI。₁₇ 我們當然已經了解卡路里限制與斷食的潛在好處，包括降低血壓、膽固醇、慢性疾病的風險，以及帶來更為長壽、健康的生活。

長壽清單：伊卡利亞島

- ⊘ **卡路里限制與斷食：**遵守希臘東正教的斷食傳統。
- ⊘ **mTOR：**很少攝取動物性蛋白。
- ⊘ **茶／咖啡／紅酒：**飲用大量咖啡與紅酒。
- ⊘ **鹽：**當地的賽爾馬（Therma）有天然鹽溫泉。島民的飲食中有大量的鹽分，源自牛奶、起司與橄欖油。
- ⊘ **脂肪：**脂肪的來源包含大量的橄欖油和魚類。

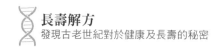
▓藍域之外：美國南方

　　與健康的藍域相反，世界上某些地區的飲食習慣可能會導致更高的心臟病風險，以及壽命的減短。將這些區域的飲食模式作為借鏡，以避開攝取不健康的食物，和將藍域作為範本，以決定應如何飲食一樣重要。其中，最著名的研究來自美國東南部。地域與種族差異對中風成因影響（REGAEDS）研究[18]，花費超過 5 年追蹤 1.7 萬名成年受試者，以檢視各種飲食型態，當中包括所謂的「南方飲食」。南方的飲食習慣包含大量油炸物、額外添加的脂肪（多為植物油）、雞蛋、動物內臟、加工肉品和含糖飲料。多數飲食模式對心血管健康都不會產生太大影響，但南方飲食卻會對人類健康產生特別嚴重的傷害，會增加 56％心血管疾病、50％腎臟疾病，以及 30％中風風險。此族群與美國其他地區相比，同時具有較高的肥胖、高血壓及罹患第二型糖尿病機率。

　　南方飲食的卡路里含量並沒有特別高，平均每天約 1,500 大卡，飲食中所含的常量營養素與美國其他地方相比，也不特別具有差異性——大約 50％的碳水化合物，以及 35％的脂肪。此發現的重點在於，我們必須針對主要營養素的分類進行更為深入的探討。除此之外，我們也需要檢視特定食物所會帶來的影響。

　　南方飲食中的紅肉攝取量並沒有特別多，但是加工肉類攝取量卻大大超標。肋眼牛排與熱狗天差地別，肉類加工的過程會添加大量化學物質與其他添加劑（如糖、甜味劑、硝酸鹽，以及磷酸鹽），這些物質對健康具有很大的危害。此外，南方的飲食習慣中也包含大量麵包。

　　南方飲食是一個無法促進長壽的例子。這種飲食方式並無卡路里限制及斷食的要求，人們攝取大量糖分，胰島素濃度極高，造成美國東南方普遍肥胖率過高的情形。事實上，根據 2014 年的數據，全美最肥胖的三個州，分別為密西西比州、西維吉尼亞州及路易斯安那州。

　　美國的肉類攝取量相對較高，意味著 mTOR 濃度一直都維持在高點。南方飲食多以植物油等加工油品取代天然油脂，並使用人造種籽油油炸食物，因為此類油品的價格便宜，且隨處可得。

長壽清單：美國南方

○ **卡路里限制與斷食**：不包含任何卡路里限制或斷食。普遍的飲食建議為每天進食超過 3 次。

○ **mTOR**：攝取大量肉類及加工肉品。

○ **茶 / 咖啡 / 紅酒**：無特別強調此類飲品。人們飲用冰茶，但是添加許多糖。

◉ **鹽**：飲食中有大量的鹽，大部分源自加工食品。

○ **脂肪**：使用大量植物油。

如果你不居住在藍域？

藍域居民所共有的，不僅僅是飲食習慣。在本書中，我們只著重研究長壽的飲食因素，但還是有其他比飲食更為重要的部分。陽光與海水，高山與自然運動，都對藍域居民的長壽有所貢獻。世上最健康的人不會去健身房，不用刻意終生保持運動習慣，不使用跑步機、不舉重，也不參加馬拉松，而是將運動融入日常生活。

對這些藍域居民而言，運動就是日常生活。人們走路、爬山，並不是為了某種目的，而是因為要將羊群驅趕到那裡。他們照料花園、他們跳舞、他們玩耍：年輕的時候踢足球，上了年紀改玩草地保齡球。他們不使用站立式辦公桌。最健康的人不只食用天然食物，也將運動融入生活。一旦鯊魚停止游泳，就會死亡；若人們停止活動，也會隨著時間流逝逐漸凋零。

社交及維持緊密關係的社區，在長壽中也扮演著重要的角色。世界上最健康的人，不會在電視機前吃飯，而是與家人和朋友一同用餐。他們喜歡共享餐點，並樂在其中。他們不會只為了填飽肚子而狼吞虎嚥。

即便沒有機會生在藍域，你仍能從這些居民的身上學到些什麼——將胰島素、卡路里攝取及 mTOR 維持在低點，就是一個很好的開始。雖然你可以透過全素飲食做到上述幾點，但沒有任何一個藍域吃蛋奶素或全素，每個區域或多或少都含有動物性飲食。務必注意的是，若無適當補充，全素飲食可能會產生維生素 A 及維生素 B12 缺乏的風險。平均而言，蛋奶素與全素食者所攝取的纖維較多，蛋白質較少，動物性蛋白的攝取量極低，或甚至根本沒有。一項法國的研究發現，蛋奶素及全素食者所攝取的纖維量，與葷食者相比，分別高出 33％與 75％；但是兩個族群的總卡路里、總蛋白質與脂肪攝取量均較低。[19]

　　儘管許多藍域共享這種以植物為主的飲食型態，但這並不能證明素食較葷食健康。在這些區域的飲食型態中，肉類的含量有限，並非出於選擇，而是因為人們負擔不起以肉食為主的飲食。世界上也有許多其他以植物為食的文化，卻不具有特別長壽的優勢。例如，印度有許多人吃素，但 2018 年的數據顯示，印度的平均餘命為 69.1 歲，全球排名第165 名。吃肉不一定比較不健康。在香港人的飲食習慣中，肉類含量較高，但是他們的平均餘命卻超過亞洲的其他地區。所有生物都應取得平衡，攝取足夠的肉類與避免過量肉食同等重要。

　　以植物為主的飲食並不保證健康，就像以肉食為主的飲食並不等於不健康一樣。健康的關鍵在於適當攝取蔬菜與肉類。耶穌復臨論健康研究中的素食者，普遍都以水果、蔬菜、酪梨、全穀、豆類、大豆、堅果和種籽，代替精製穀物、脂肪、甜品、零食和飲料的攝取。吃巧克力甜甜圈算是全素，喝含糖汽水算是全素，吃（用植物油炸的）洋芋片也算是全素。但關於這些食品和飲料健康與否，並沒有太大的爭議，沒有人會因為它們是由植物所製成，就認為這是天然、健康的。長期維持全素或少肉飲食，可以降低糖尿病、癌症、高血壓、心血管疾病和因為各種原因所造成的死亡風險，[20] 但若執行方式不當，例如食用精緻穀物、精製植物油及糖——這樣的全素飲食，或許反而是健康的夢魘。

　　接著談談蛋白質的總攝取量。在允許少量肉食的薩丁島，以及伊卡利亞島傳統地中海飲食模式中，蛋白質僅占總營養攝取的 15％，碳水化合物則占 43％。若你希望仿效沖繩居民的飲食，當中只有 9％是蛋白質，而碳水化合物的含量則高達 85％。

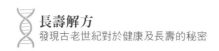

▌較少的蛋白質等於較長的壽命？

我們必須攝取蛋白質。蛋白質過低，在任何年紀都會導致養不良。隨著年齡增長，蛋白質的重要性仍和年輕時無異，只是原因有所改變。多數高齡者的蛋白質攝取量不足以維持強健的肌肉質量，半胱胺酸（體內抗氧化系統的重要組成）等某些氨基酸的缺乏，也會增加老化和氧化壓力。

卡路里限制與斷食被證明是促進長壽的有效方法，由來已久，但其背後的複雜機轉仍然是一個謎。當然，平衡是必不可少的，注意攝入的蛋白質與碳水化合物種類，是延長壽命及健康餘命的關鍵。要得長壽的應許*並不簡單，促進生長的類胰島素生長因子與 mTOR，都是重要因子（請參閱第 3 章說明）。減少蛋白質攝取已被證實能夠降低上述的兩種激素，類胰島素生長因子甚至可在 3 週內有顯著的減少。

很抱歉的是，關於總營養素的確切攝取量，我們目前仍無法提供能確保健康長壽的魔幻數字，但由目前所有已知的數據來看，我們還是能提出這樣的建議：一個正常、健康的人，每天應攝取每公斤體重 1 至 1.8 公克的蛋白質。確切的數字取決於多種因素，包括目前年齡、健康狀態、運動習慣，以及整體的飲食習慣。

重點是，攝取總量不是唯一要素。蛋白質的品質與來源（動物性或植物性蛋白），或許也和蛋白質本身一樣重要。我們可以觀察藍域的健康人瑞，尋找符合現實的證據與啟發。這些地區的傳統飲食（主要是植物性和低蛋白飲食），使得當地居民數百年來，都維持在健康長壽的狀態。然而，由於西方飲食習慣的介入，這些優良傳統也正在迅速流逝，令人稱羨的健康及長壽統計數據，也正一點一滴地消失。

*編注：這是一條帶應許的誡命。出自《聖經》以弗所書 6：2，「要孝敬父母，使你得福，在世長壽」。

第 **13** 章

健康老化的
完整計畫

健康老化與長壽的祕密並不只一個，如同我們在第 12 章所討論的，居住在不同藍域的人們，各自以不同的方式享有超過百歲的壽命。但是他們的飲食習慣還是有一些共同之處。我們在本章中列出了長壽的 5 大步驟，即便無法完全照做，至少遵循大部分，或許仍能顯著改善你的整體健康情形。

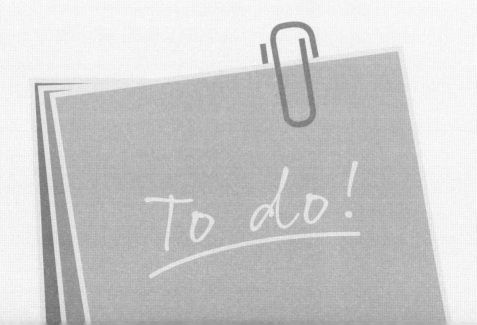

步驟一：卡路里限制與斷食

　　卡路里限制能夠延長壽命並改善健康，但是很難在日常生活當中執行。我們的確一直在嘗試能夠減少卡路里的方法，包含制定卡路里標示的相關法規、閱讀卡路里計算書籍，以及利用手機應用程式。沖繩人的狀態證實，刻意的卡路里限制計畫是可行的，但他們每天都得提醒自己在完全感到飽足前停止進食。另一個更實際的作法或許是斷食。而每個人遵循間歇性斷食的目的都不相同，造就了其多元的型態。間歇性斷食讓你無須改變進食的種類，就能減少蛋白質的攝取。

　　除非你是受醫師密切監控的特殊疾病患者，每 2 周不超過 1 次的延長斷食——即斷食超過 24 小時——能帶來極佳的抗老作用。但不能過於頻繁地延長斷食，否則無法維持體內非脂肪組織與礦物質的平衡。

　　以下是幾種常見的斷食型態：

- **12 至 14 小時斷食：**在一日當中的 12 至 14 小時裡限制食物攝取，並在其他的 10 至 12 小時間進食（進食期間通常只攝取兩餐）。進食時，身體會儲存食物的能量；斷食時，身體則會燃燒食物的能量。因此，維持這樣的平衡，對日常生活至為重要。這是美國在 1970 年代之前的標準進食習慣，按照此時程進食，可減少或避免過晚進食的情形。

- **16：8 間歇性斷食：**斷食期間為 16 小時，並在其他的 8 小時內進食（在進食期間，通常只攝取兩餐）。許多人發現跳過早餐，直接享用較豐盛的午餐及晚餐，為遵循此斷食法最容易的方式。這個方式也稱之為**時間限制飲食法**（time-restricting eating）。

- **隔日斷食：**一天只吃一餐，理想的進食時間為中午至下午 2 點。這是一個 24 小時的斷食循環，也稱**一日一餐斷食法**（one meal a day）。斷食隔天，三餐按照正常時間進食，每週可執行 2 至 3 次。
- **延長斷食：**斷食超過 24 小時。進行延長性斷食，最好有醫護人員進行監控。

步驟二：mTOR ／蛋白質

　　有許多因素決定理想的蛋白質攝取量。你必須需依照自己的需求，決定蛋白質的攝取種類，以及生長所需的量（更詳細的內容請見第 9 章）。決定蛋白質的攝取量後，接著就要決定蛋白質的攝入來源。蛋白質不是一種獨立存在的營養素（蛋白質補充品例外），常與其他營養素共同存在於食物當中，包括碳水化合物及脂肪。在改變蛋白質的攝取量（無論是變多或變少）前，必須先了解各種食物的蛋白質含量高低。

　　動物性食物，包括魚、肉、奶、蛋，其所擁有的蛋白質含量最高。調整蛋白質的攝取量，通常就等於改變動物蛋白質的攝取量。雞蛋和魚肉中的蛋白質，在總體熱量攝取中所占的比例最高；而奶油與鮮奶油是唯二幾乎不含蛋白質的動物性食品。

　　紅肉、豬肉、雞肉和魚肉，每盎司含有大約 6 至 9 公克的蛋白質，所以 3 盎司的分量，可提供 18 至 27 公克的蛋白質。對一般的成年人來說，這已經是全日所需蛋白質的三分之一。一顆體積較大的雞蛋約含有 8 公克的蛋白質，因此一餐食用 3 顆雞蛋，就可以提供全日所需蛋白質的三分之一。

阿金飲食法是典型的低碳減重飲食法。儘管低碳減重飲食法並不強調高蛋白質攝取，但遵循此法的人，最後都會攝入大量的蛋白質。阿金飲食建議大量食用肉類、起司、雞蛋，以及其他的動物性食物——對那些想要限制蛋白質，卻仍想採取低碳飲食法或減重的人而言，其實有其他飲食方法也同具功效。生態阿金飲食法為全素食的飲食法（不含動物性食物），蛋白質的來源為麩質、大豆、蔬菜與堅果。低碳高脂飲食法（low carb high fat, LCHF）雖刻意減少飲食中碳水化合物的含量，但仍保留適量的蛋白質。生酮飲食（ketogenic）也是低碳高脂飲食的一個例子，因為高蛋白可以預防酮酸血症。

全素飲食完全排除所有動物性飲食。對於想要降低蛋白質攝取的人是好個選擇，但若蛋白質攝取不足，也可能產生危險，在成長的過程中也應避免這種情況。想要攝取更多蛋白質的全素飲食者，應更嚴謹地考慮自身的食物選擇。平均每杯豆類約含有 15 克的蛋白質，但每盎司蔬菜僅含 1 至 2 克。

蛋白質補充品對希望能攝入更多蛋白質的人有所助益，例如運動員、高齡者與病患。乳清蛋白除能提供濃縮蛋白質，也具有許多健康效益。其他蛋白質補充品的選擇，包含酪蛋白、大豆蛋白、豌豆及米飯。

依據是否進行阻抗訓練，所建議的每日蛋白質攝取量如下：
- 有進行阻抗訓練：每公斤體重 1.6 至 2.2 公克。
- 無進行阻抗訓練：每公斤體重 1.2 公克蛋白質。

依據下列準則，決定如何攝取，以及攝取什麼種類的蛋白質：
- 盡量從動物性來源獲取 50％的蛋白質，從植物性來源獲取 50％

的蛋白質（此閾值可彈性調整，例如調整為 25% 的植物性來源及 75% 的植物性來源，或者是相反）。

- 嘗試尋求有機的蛋白質來源。以動物性蛋白來說，採用食物來源貼近天然者，例如草飼動物所產的奶油、雞蛋、乳製品及肉類。餵食穀物的圈養牛與草飼牛，其所含的脂肪比例大有不同。
- 盡量讓海鮮類（牡蠣、魚、淡菜等）占動物性蛋白來源的一半。
- 採用多種植物性蛋白來源，例如波菜、洋蔥、大蒜、烹煮後冷卻的馬鈴薯（使抗性澱粉增加 4 倍），以及豆類。

在某些情況下，特定的補充品能發揮很大的效用。在傳統社會中，人們普遍會將動物「物盡其用」，從肌腱、關節及皮膚的膠原蛋白中獲取足量的甘胺酸。如果你的飲食中不包含這些食物，那麼請考慮每天額外補充 20 至 60 公克的水解膠原蛋白，以及 10 至 15 公克的甘胺酸粉末或膠囊補充品。

步驟三：咖啡、茶及紅酒

大部分的北美人無須時刻提醒，每天都會自動來杯熱騰騰的咖啡。像星巴克（Starbucks）的大型連鎖店，就是咖啡擄獲人心的證據。幸運的是，因為我們知道咖啡中含有許多健康物質，所以每天都可以不帶罪惡感地享受咖啡。每天 1 至 5 杯咖啡是最理想的範圍，你可以根據自己的狀態調整攝取量。

但是我們仍然需要提出一些警語。飲用咖啡時，請避免添加糖或其他甜味劑。若一天攝取 5 杯咖啡，每杯都添加 1 至 2 茶匙的糖，每日的糖分攝取量即會超標;加入少量的奶精或牛奶就足夠了。選擇有機咖啡。含有咖啡因的咖啡,或許較不含咖啡因的咖啡,更具有減少腰圍及內臟脂肪的功效。話雖如此,含有咖啡因的咖啡會還是會帶來各種副作用,例如利尿及顫抖。隨餐飲用最好,可以減少鐵質的吸收。此外,咖啡內的多酚也能減少進食所帶來的氧化壓力。

茶也是不錯的飲料選擇。綠茶含有大量兒茶素,或許是許多亞洲地區的長壽祕訣所在。紅茶與烏龍茶中含有很多類黃酮,也能帶來相同的效益。

許多文化的研究中都發現紅酒與長壽有關。每日飲用適量紅酒所帶來的好處,可能並非來自酒精本身,而是由紅酒中所含的多酚,例如檞皮素(quercetain)與白藜蘆醇而來。飲用白藜蘆醇含量高的紅酒,可增強心臟血管的保護力。重點是紅酒只能適量攝取(男性 2 杯,女性 1 杯),並且隨最豐盛的一餐飲用。

對某些特定族群而言,酒精可能會上癮;但對每日只攝取 1 至 2 杯(3 至 10 盎司)的人來說,則是一個過度的推論。以下是選擇紅酒時應注意的一些建議:

• 選擇白藜蘆醇含量高的紅酒,例如巴西、黑皮諾或義大利微氣泡紅酒。

• 低糖為佳。

• 有機品種為佳,避免殺蟲劑的汙染。

此外,可以下列準則作為攝取量的參考:

• 隨一天中最豐盛的一餐飲用。

• 每天適量飲用(男性 6 盎司,女性 3 盎司)而非豪飲。

█步驟四：鹽（鈉及鎂）

人體每天需要從食鹽中攝取 4 公克（2 茶匙）的鈉。刻意限制這種必需礦物質，會導致許多健康損害，包含胰島素阻抗、腎臟及腎上腺失能、肌肉痙攣、脫水，以及鈣鎂不足。由全食物攝取鹽分，並選擇來自地下古代海洋的海鹽，因為在現代的海洋當中，幾乎都含有塑膠微粒及重金屬等汙染物質。添加碘鈣的海鹽，對於補充運動或是三溫暖中所流失的礦物質相當理想。

慎選鎂的補充品。許多市面上的補充品都是以最便宜的製劑方式所生產的氧化鎂，與甘胺酸鎂及檸檬酸鎂相比，其在腸胃道中的吸收不佳。氯化鎂的吸收率最好，但若只攝取氯而未同時攝取鈉，則會產生一些問題，特別是當碳酸氫鈉不平衡時（因為氯是酸性的）。多數人的鎂攝取量都不夠，未能達到每日的理想攝取值。事實上，絕大部分的人每天都應以各種劑型，或以其他形式（例如含鎂量高的礦泉水或其他補充品），以補充 300 毫克的鎂。

以下是對於鹽及鎂的攝取建議：

- 選擇高品質的鹽。
- 在運動前及運動中攝取鹽分，特別是在炎熱的環境中。請參閱迪尼寇蘭托尼歐博士《吃對鹽，救你命》一書，當中對於運動前及運動中要攝取多少的鹽，具有詳細的描述。
- 每天以鎂含量高的礦泉水，或是由甘胺酸鎂及檸檬酸鎂製劑中，補充約 300 毫克的鎂。

步驟五：攝取更多天然、健康脂肪

　　健康脂肪的來源應包括天然海鮮，例如沙丁魚、鮭魚、牡蠣、龍蝦、蚌類、蛤蜊及螃蟹等。這些蛋白質來源應占動物性蛋白的一半，以確保長鏈 ω–3 脂肪酸的最佳攝入量，並攝取具抗氧化力的蝦青素。如果天然海鮮過於昂貴，或是無法接受它們的氣味，你也可以考慮服用磷蝦油、海藻油或其他魚油補充品（綜合補充品亦可）。磷蝦油含有蝦青素，可以防止腦中易作用的多元不飽和脂肪酸氧化。考慮到層出不窮的有機物及重金屬汙染，可將天然海鮮的食用次數降低為每週 2 次，其餘 5 天則改用磷蝦油或餘由補充品替代，不僅能增加增加 ω–3 脂肪酸的攝取，也不會受到汙染物的影響。

　　避開人工反式脂肪及人工種籽油。在日常生活中，這意味著避開大部分的包裝食品，這些包裝食品都有著一長串的成分；甜甜圈和其他種類的油炸麵團更要注意。幾乎所有的包裝食品都含有 ω–6 種籽油，因此務必閱讀食品標籤，以避開任何含有大豆油、葵花油、玉米油、棉籽油或紅花油的食品。

　　另一半的動物性蛋白來源，可以是放牧雞蛋、草飼乳製品及起司，或是放牧及草飼肉類。如果草飼產品不易取得，一般的肉類和乳製品也無妨，但需要小心工廠養殖的雞蛋——它們和放牧雞蛋完全不同，應盡量避免攝取。為了減少雞蛋中 ω–6 脂肪酸及膽固醇的氧化，只要稍微或中度烹煮即可，不要絞碎。使用放牧奶油烹飪，只要維持較低的溫度以預防或減少膽固醇的氧化，就算是一種健康的烹調方式。以巴氏滅菌法或高溫殺菌的牛奶，可能含有氧化膽固醇，因此應將牛奶的攝取降至適量。另一種較健康的替代品是有機椰奶。

以下是關於正確攝取健康脂肪的建議：

- 每天從天然海鮮中攝取約 2 至 4 公克的 EPA 及 DHA；除非漁獲來源是阿拉斯加或加拿大等乾淨海域，否則應將魚類的攝取量限制為每週 2 次。

- 考慮攝取高品質的磷蝦油補充品（每天 4 公克），搭配高品質藻油或魚油補充品（每天可攝取 4 公克的 EPA 和 DHA）。

- 攝取植物性的 ω–3 脂肪酸，來源包括奇亞籽、大麻籽或亞麻仁籽。每天的理想攝取量為 30 至 60 公克（1 至 2 盎司）。

- 放寬心食用動物類油脂（放牧奶油、無水奶油、牛油及豬油等），或以其烹調料理。

- ω–6 脂肪酸的來源應為全食物（堅果、種籽、放牧雞蛋及雞肉），並讓 ω–6 與 ω–3 脂肪酸的比例，維持在小於 4。

- 每天攝取 1 至 2 湯匙的有機特級初榨橄欖油，或是一把橄欖。

閱讀迪尼寇蘭托尼歐博士的著作《超級燃料》以深入瞭解好脂肪與壞脂肪對健康的影響。你也可以瀏覽他的網站 http://drjamesdinic.com。

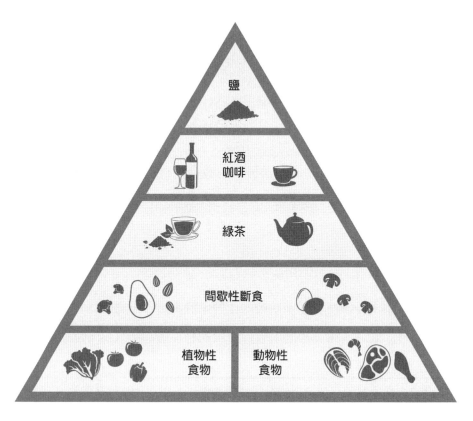

圖 13.1　長壽解方飲食金字塔

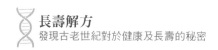

結語

　　老化是一個強力的致病因子，成年以後，人類罹病的機率會以每10 年為單位急遽上升。飲食蛋白質為生長提供了必要的物質，與老化息息相關，主導了生長與長壽天平的平衡。

　　動物性食物含有大量蛋白質，故通常較植物性食物昂貴。但在這裡，我們所要討論的不只是兩者間的金錢成本，更要回想從前人類祖先追趕及狩獵動物所消耗的能量與精力——這跟從地上挖出一顆馬鈴薯，或是從草叢間拔來一些莓果是完全不同的兩件事。人們過去所攝取的肉類數量，遠低於穀類及其他植物；但現代食品的生產方法，讓絕大多數的人們都能夠攝取足夠肉類及其他動物性食物。蛋白質攝取過量可能會使老化的速度更快，動物性蛋白尤甚。和從前蛋白質缺乏的情況相比，現代人蛋白質攝取過量的情況更令人擔憂。

　　多年來，專家不斷建議我們降低飽和脂肪的攝取量，這類脂肪主要存在動物性食物中；但這個建議似乎正逐漸帶著我們偏離正軌。過去少有研究針對人類的蛋白質攝取量深入探討，直到最近才有相關的研究表明，諸如 mTOR 與類胰島素生長因子等生長生化機轉，也會加速老化的過程。卡路里限制是目前已知對於長壽最為有效的介入方式，能同時限制蛋白質的攝取——這也是斷食之所以能有效抗老的重要原因。雖然很少人願意或能夠長期進行卡路里限制，但嚴格控制蛋白質的攝取量，也能提供相同的效益。

　　同時，計畫性地添加不同種類的蛋白質，可以幫助病患及高齡者維持肌肉量，預防衰弱症，使他們遠離需要長期依賴，或居住於護理之家的生活。有規律運動習慣的人,也需要更多的蛋白質。此外,最重要的是增加甘胺酸的攝取,這或許能將蛋白質限制的需求降至最低。

　　長壽需要身體提供能源,以維持及修復。隨著年齡增長,我們可以誘使身體幫助自己延長壽命 —— 將蛋白質攝取量限制在一定範圍,就是誘因之一。較低的 mTOR 與類胰島素生長因子,可減少罹患癌症及其他疾病的風險;半胱胺酸及甘胺酸卻能增加體內抗氧化的穀胱甘肽。蛋白質限制若做得太過頭 —— 不能攝取過多的蛋白質,但又要獲得足夠的蛋白質以維持人體的重要功能 —— 有時可能會產生滑坡效應。

　　先前的論述,對可能與蛋白質攝取相關的老化原發性生理驅動因素,尚無太多的著墨。理想的蛋白質量與來源可以增加健康老化的機率,加上其他已知的健康習慣 —— 例如運動、間歇性斷食,避免食用加工食品而攝取天然食物,飲用綠茶、咖啡和紅酒,攝取高品質鹽,補充 ω−3 脂肪酸、甘胺酸、膠原蛋白及鎂,你也可以擁有自己的長壽菜單。

注釋

第1章

1. Olshansky, S. J., et al. "A Potential Decline in Life Expectancy in the United States in the 21st Century." *New England Journal of Medicine* 352, no. 11 (2005): 1138–45.

2. "Life Expectancy in the USA, 1900–98." Accessed at *http://u.demog.berkeley. edu/~andrew/1918/figure2.html.*

3. Tippett, R. "Mortality and Cause of Death, 1900 v. 2010." Carolina Demography, June 16, 2014. Accessed at *http://demography.cpc.unc.edu/2014/06/16/ mortality-and-cause-of-death-1900-v-2010/.*

4. "Statistical Fact Sheet, 2013 Update: Older Americans & Cardiovascular Diseases."American Heart Association. Accessed at *www.heart.org/ idc/groups/heart-public/@wcm/@sop/@smd/documents/downloadable/ucm_319574.pdf.*

5. "Cancer Incidence Statistics." Cancer Research UK. Accessed at *www. cancerresearchuk.org/ health-professional/cancer-statistics/incidence/ age - heading-Zero.*

6. De Grey, A. "Life Span Extension Research and Public Debate: Societal Considerations." *Studies in Ethics, Law, and Technology* 1, no. 1 (2007).

7. "Using Yeast in Biology." Your Genome. Accessed at *www.yourgenome.org/stories/ using-yeast-in-biology.*

8. Kachroo, A. H., et al. "Evolution. Systematic Humanization of Yeast Genes Reveals Conserved Functions and Genetic Modularity." *Science* 348, no. 6237 (2015): 921–5.

9. "Why Mouse Matters." National Human Genome Research Institute, July 23, 2010. Accessed at *www.genome.gov/10001345/.*

10. Kirkwood, T. B., and R. Holliday. "The Evolution of Ageing and Longevity." *Proceedings of the Royal Society B: Biological Sciences* 205, no. 1161 (1979): 531–46.

11. Kirkwood, T. B. "Understanding the Odd Science of Aging." *Cell* 120, no. 4 (2005): 437–47.

12. Ristow, M., et al. "Antioxidants Prevent Health- Promoting Effects of Physical Exercise in Humans." *Proceedings of the National Academy of Sciences of the United States of America* 106, no. 21 (2009): 8665–70.

13. Pak, J. W., et al. "Rebuttal to Jacobs: The Mitochondrial Theory of Aging: Alive and Well." Aging *Cell* 2, no. 1 (2003): 9–10.

14. Rasmussen, U. F., et al. "Experimental Evidence Against the Mitochondrial Theory of Aging.A Study of Isolated Human Skeletal Muscle Mitochondria." *Experimental Gerontology* 38, no. 8 (2003): 877–86.

15. Vermulst, M., et al. "Mitochondrial Point Mutations Do Not Limit the Natural Lifespan of Mice." *Nature Genetics* 39, no. 4 (2007): 540–3.

16. Inglis-Arkell, E. "The Ironic End of the Man Who Made Himself Immune to Poison." Gizmodo io9, January 4, 2013. Accessed at *https://io9. gizmodo.com/5972414/the-ironic-end-of-the-man-who-made-himself-immune-to-poison*; "King Mithradates VI of Pontus Used Poison to Avoid Death by Poison." Ancient Pages, March 5, 2016. Accessed at *www.ancientpages.com/2016/03/05/ king-mithradates-vi-of-pontus-used-poison-to- avoid-death-by-poison/.*

17. Ibid.
18. Feinendegen, L. E. "Evidence for Beneficial Low Level Radiation Effects and Radiation Hormesis." *The British Journal of Radiology* 78, no. 925 (2005): 3–7.
19. Ibid.
20. Miller, R. A., et al. "Big Mice Die Young: Early Life Body Weight Predicts Longevity in Genetically Heterogeneous Mice." *Aging Cell* no. 1 (2002): 22–9.
21. He, Q., et al. "Shorter Men Live Longer: Association of Height with Longevity and FOXO3 Genotype in American Men of Japanese Ancestry." *PLoS One* 9, no. 5 (2014): e94385.
22. Blagosklonny, M. V. "Big Mice Die Young but Large Animals Live Longer." *Aging* (Albany, NY) 5, no. 4 (2013): 227–33.

第 2 章

1. Masoro, E. J. "Overview of Caloric Restriction and Ageing." *Mechanisms of Ageing Development* 126, no. 9 (2005): 913–22.
2. McCay, C. M., et al. "The Effect of Retarded Growth upon the Length of Life Span and upon the Ultimate Body Size." *The Journal of Nutrition* 10, no. 1 (1935): 63–79.
3. Richardson, A., et al. "Significant Life Extension by Ten Percent Dietary Restriction." *Annals of the New York Academy of Science* 1363 (2016): 11–7.
4. Tannenbaum, A. "The Genesis and Growth of Tumors II. Effect of Caloric Restriction Per Se." *Cancer Research* 2, no. 7 (1942): 460–7.
5. Carlson, A. J., and F. Hoelzel. "Apparent Prolongation of the Life Span of Rats by Intermittent Fasting." *Journal of Nutrition* 31 (1946): 363–75.
6. Ross, M. H. "Protein, Calories and Life Expectancy." *Federation Proceedings* 18 (1959): 1190–207.
7. Iwasaki, K., et al. "The Influence of Dietary Protein Source on Longevity and Age-Related Disease Processes of Fischer Rats." *Journal of Gerontology* 43, no. 1 (1988): B5–12.
8. Redman, L. M., and E. Ravussin. "Caloric Restriction in Humans: Impact on Physiological, Psychological, and Behavioral Outcomes." *Antioxidants & Redox Signaling* 14, no. 2 (2011): 275–87; Suzuki, M., B. J. Wilcox, and C. D. Wilcox. "Implications from and for Food Cultures for Cardiovascular Disease: Longevity." *Asia Pacific Journal of Clinical Nutrition* 10, no. 2 (2001): 165–71.
9. Stanfel, M. N., et al. "The TOR Pathway Comes of Age." *Biochimica et Biophysica Acta* 1790, no. 10 (2009): 1067–74.
10. McDonald, R. B., and J. J. Ramsey. "Honoring Clive McCay and 75 Years of Calorie Restriction Research." *Journal of Nutrition* 140, no. 7 (2010): 1205–10.
11. Bluher, M. "Fat Tissue and Long Life." *Obesity Facts* 1, no. 4 (2008): 176–82.
12. Adelman, R., R. L. Saul, and B. N. Ames. "Oxidative Damage to DNA: Relation to Species Metabolic Rate and Life Span." *Proceedings of the National Academy of Sciences of the United States of America* 85, no. 8 (1988): 2706–8.

13. Hulbert, A. J., et al. "Life and Death: Metabolic Rate, Membrane Composition, and Life Span of Animals." *Physiological Reviews* 87, no. 4 (2007): 1175–213.

14. Mariotti, S., et al. "Complex Alteration of Thyroid Function in Healthy Centenarians." *Journal of Clinical Endocrinology and Metabolism* 77, no. 5 (1993): 1130–4.

15. See note 1 above.

16. Paolisso, G., et al. "Body Composition, Body Fat Distribution, and Resting Metabolic Rate in Healthy Centenarians." *American Journal of Clinical Nutrition* 62, no. 4 (1995): 746–50.

17. Lee, S. J., C. T. Murphy, and C. Kenyon. "Glucose Shortens the Life Span of C. elegans by Downregulating DAF-16/FOXO Activity and Aquaporin Gene Expression." *Cell Metabolism* 10, no. 5 (2009): 379–91.

18. Masoro, E. J., et al. "Dietary Restriction Alters Characteristics of Glucose Fuel Use." *Journal of Gerontology* 47, no. 6 (1992): B202–8.

19. Kenyon, C., et al. "A C. elegans Mutant That Lives Twice as Long as Wild Type." *Nature* 366, no. 6454 (1993): 461–4.

20. "Cynthia Kenyon." *https://en.wikipedia.org/wiki/ Cynthia_Kenyon.*

21. Taubes, G. "Rare Form of Dwarfism Protects Against Cancer." *Discover*, March 27, 2013. Accessed at *http://discovermagazine.com/2013/ april/19-double-edged-genes.*

22. Blagosklonny, M. V. "Calorie Restriction: Decelerating mTOR-Driven Aging from Cells to Organisms (Including Humans)." *Cell Cycle* 9, no. 4 (2010): 683–8.

23. Cuervo, A. M., et al. "Autophagy and Aging: The Importance of Maintaining 'Clean' Cells." *Autophagy* 1, no. 3 (2005): 131–40.

24. Jia, K., and B. Levine. "Autophagy Is Required for Dietary Restriction-Mediated Life Span Extension in C. elegans." *Autophagy* 3, no. 6 (2007):597–9; Melendez, A., et al. "Autophagy Genes Are Essential for Dauer Development and Life-Span Extension in C. elegans." *Science* 301, no. 5638 (2003): 1387–91.

25. Alvers, A. L., et al. "Autophagy Is Required for Extension of Yeast Chronological Life Span by Rapamycin." *Autophagy* 5, no. 6 (2009): 847–9.

26. Hardie, D. G., F. A. Ross, and S. A. Hawley. "AMPK: A Nutrient and Energy Sensor That Maintains Energy Homeostasis." *Nature Reviews Molecular Cell Biology* 13, no. 4 (2012): 251–62.

27. Canto, C., and J. Auwerx. "Calorie Restriction: Is AMPK a Key Sensor and Effector?" *Physiology* (Bethesda) 26, no. 4 (2011): 214–24.

28. Lyons, C., and H. Roche. "Nutritional Modulation of AMPK-Impact upon Metabolic-Inflammation." *International Journal of Molecular Sciences* 19, no. 10 (2018): 3092.

29. Anson, R. M., B. Jones, and R. de Cabod. "The Diet Restriction Paradigm: A Brief Review of the Effects of Every-Other-Day Feeding." *Age* (Dordr) 27, no. 1 (2005): 17–25.

30. Hambly, C., et al. "Repletion of TNFalpha or Leptin in Calorically Restricted Mice Suppresses Post-Restriction Hyperphagia." *Disease Model Mechanisms* 5, no. 1 (2012): 83–94.

31. Goodrick, C. L., et al. "Effects of Intermittent Feeding upon Growth and Life Span in Rats." *Gerontology* 28, no. 4 (1982): 233–41.

32. Goldberg, E. L., et al. "Lifespan-Extending Caloric Restriction or mTOR Inhibition Impair Adaptive Immunity of Old Mice by Distinct Mechanisms." *Aging Cell* 14, no. 1 (2015): 130–8.

33. Ingram, D. K., et al. "Calorie Restriction Mimetics: An Emerging Research Field." *Aging Cell* 5, no. 2 (2006): 97–108.

第 3 章

1. "Did a Canadian Medical Expedition Lead to the Discovery of an Anti-Aging Pill?" Bloomberg News, February 12, 2015. Accessed at *https://business.financialpost.com/ news/did-a-canadian- medical-expedition-lead-to-the-discovery-of-an- anti-aging-pill.*
2. Mohsin, N., et al. "Complete Regression of Visceral Kaposi's Sarcoma After Conversion to Sirolimus." *Experimental and Clinical Transplantation* 3, no. 2 (2005): 366–9.
3. Blagosklonny, M. V. "Aging and Immortality: Quasi-Programmed Senescence and Its Pharmacologic Inhibition." *Cell Cycle* 5, no. 18 (2006): 2087–102.
4. Ortman, J., V. Velkoff, and H. Hogan. "An Aging Nation: The Older Population in the United States." May 2014. Accessed at *www.census.gov/ prod/2014pubs/p25-1140. pdf.*
5. Christensen, K., et al. "Ageing Populations: The Challenges Ahead." *The Lancet* 374, no. 9696 (2009): 1196–208; Drachman, D. A. "Aging of the Brain, Entropy, and Alzheimer Disease." Neurology 67, no. 8 (2006): 1340–52; Holroyd, C., C. Cooper, and E. Dennison. "Epidemiology of Osteoporosis." *Best Practice & Research: Clinical Endocrinology & Metabolism* 22, no. 5 (2008): 671–85.
6. Nair, S., and J. Ren. "Autophagy and Cardiovascular Aging: Lesson Learned from Rapamycin." *Cell Cycle* 11, no. 11 (2012): 2092–9.
7. Powers, R. W., 3rd, et al. "Extension of Chronological Life Span in Yeast by Decreased TOR Pathway Signaling." *Genes & Development* 20, no. 2 (2006): 174–84.
8. Robida-Stubbs, S., et al. "TOR Signaling and Rapamycin Influence Longevity by Regulating SKN-1/Nrf and DAF-16/FoxO." *Cell Metabolism* 15, no. 5 (2012): 713–24.
9. Bjedov, I., et al. "Mechanisms of Life Span Extension by Rapamycin in the Fruit Fly Drosophila Melanogaster." *Cell Metabolism* 11, no. 1 (2010): 35–46.
10. Harrison, D., et al. "Rapamycin Fed Late in Life Extends Lifespan in Genetically Heterogeneous Mice." *Nature* 460 (2009): 392–5.
11. Halford, B. "Rapamycin's Secrets Unearthed." *Chemical & Engineering News* 94, no. 29 (2016): 26–30.
12. Urfer, S. R., et al. "A Randomized Controlled Trial to Establish Effects of Short-Term Rapamycin Treatment in 24 Middle-Aged Companion Dogs." *Geroscience* 39, no. 2 (2017): 117–27.
13. Lelegren, M., et al. "Pharmaceutical Inhibition of mTOR in the Common Marmoset: Effect of Rapamycin on Regulators of Proteostasis in a Non-Human Primate." *Pathobiology of Aging & Age Related Diseases* 6 (2016): 31793.
14. Spilman, P., et al. "Inhibition of mTOR by Rapamycin Abolishes Cognitive Deficits and Reduces Amyloid-Beta Levels in a Mouse Model of Alzheimer's Disease." *PLoS One* 5, no. 4 (2010): e9979.

15. Majumder, S., et al. "Lifelong Rapamycin Administration Ameliorates Age-Dependent Cognitive Deficits by Reducing IL-1beta and Enhancing NMDA Signaling." *Aging Cell* 11, no. 2 (2012): 326–35.

16. Liu, Y., et al. "Rapamycin-Induced Metabolic Defects Are Reversible in Both Lean and Obese Mice." *Aging* (Albany NY) 6, no. 9 (2014): 742–54.

17. Kolosova, N. G., et al. "Prevention of Age- Related Macular Degeneration-Like Retinopathy by Rapamycin in Rats."*American Journal of Pathology* 181, no. 2 (2012): 472–7.

18. Halloran, J., et al. "Chronic Inhibition of Mammalian Target of Rapamycin by Rapamycin Modulates Cognitive and Non-Cognitive Components of Behavior Throughout Lifespan in Mice." *Neuroscience* 223 (2012): 102–13; Tsai, P. T., et al. "Autistic-Like Behaviour and Cerebellar Dysfunction in Purkinje Cell Tsc1 Mutant Mice." *Nature* 488, no. 7413 (2012): 647–51; Perl, A. "mTOR Activation is a Biomarker and a Central Pathway to Autoimmune Disorders, Cancer, Obesity, and Aging." *Annals of the New York Academy of Science* 1346, no. 1 (2015): 33–44.

19. Mahe, E., et al. "Cutaneous Adverse Events in Renal Transplant Recipients Receiving Sirolimus-Based Therapy." 79, no. 4 (2005): 476–82; McCormack, F. X., et al. "Efficacy and Safety of Sirolimus in Lymphangioleiomyomatosis." *New England Journal of Medicine* 364, no. 17 (2011): 1595–606.

20. Mendelsohn, A. R., and J. W. Larrick. "Dissecting Mammalian Target of Rapamycin to Promote Longevity." *Rejuvenation Research* 15, no. 3 (2012): 334–7.

21. Johnston, O., et al. "Sirolimus Is Associated with New-Onset Diabetes in Kidney Transplant Recipients." *Journal of the American Society of Nephrology* 19, no. 7 (2008): 1411–8.

22. Lamming, D. W. "Inhibition of the Mechanistic Target of Rapamycin (mTOR)-Rapamycin and Beyond."*Cold Spring Harbor Perspectives in Medicine* 6, no. 5 (2016).

23. See note 20 above.

24. Arriola Apelo, S. I., et al. "Alternative Rapamycin Treatment Regimens Mitigate the Impact of Rapamycin on Glucose Homeostasis and the Immune System." *Aging Cell* 15, no. 1 (2016): 28–38.

25. See note 11 above.

26. Carlson, A. J., and F. Hoelzel. "Growth and Longevity of Rats Fed Omnivorous and Vegetarian Diets." *Journal of Nutrition* 34, no. 1 (1947): 81–96.

27. Siri-Tarino, P. W., et al. "Meta-Analysis of Prospective Cohort Studies Evaluating the Association of Saturated Fat with Cardiovascular Disease." *American Journal of Clinical Nutrition* 91, no. 3 (2010): 535–46.

28. "Background." National Cancer Institute Office of Cancer Clinical Proteomics Research. Accessed at *https://proteomics.cancer.gov/proteomics/background.*

29. Speakman, J. R., S. E. Mitchell, and M. Mazidi. "Calories or Protein? The Effect of Dietary Restriction on Lifespan in Rodents Is Explained by Calories Alone." *Experimental Gerontology* 86 (2016): 28–38.

30. Lee, C., and V. Longo. "Dietary Restriction with and Without Caloric Restriction for Healthy Aging." *F1000Research* 5 (2016).

31. Longo, V. D., and L. Fontana. "Calorie Restriction and Cancer Prevention: Metabolic and Molecular Mechanisms." *Trends in Pharmacological Sciences* 31, no. 2 (2010): 89–98.

32. Fontana, L., et al. "Long-Term Effects of Calorie or Protein Restriction on Serum IGF-1 and IGFBP-3 Concentration in Humans." *Aging Cell* 7, no. 5 (2008): 681–7.

33. Huang, C. H., et al. "EGCG Inhibits Protein Synthesis, Lipogenesis, and Cell Cycle Progression Through Activation of AMPK in p53 Positive and Negative Human Hepatoma Cells." *Molecular Nutrition & Food Research* 53, no. 9 (2009): 1156–65.

34. Pazoki-Toroudi, H., et al. "Targeting mTOR Signaling by Polyphenols: A New Therapeutic Target for Ageing." *Ageing Research Reviews* 31 (2016): 55–66.

35. Chiu, C. T., et al. "Hibiscus Sabdariffa Leaf Polyphenolic Extract Induces Human Melanoma Cell Death, Apoptosis, and Autophagy." *Journal of Food Science* 80, no. 3 (2015): H649–58; Zhang, L., et al. "Polyphenol-Rich Extract of Pimenta Dioica Berries (Allspice) Kills Breast Cancer Cells by Autophagy and Delays Growth of Triple Negative Breast Cancer in Athymic Mice." *Oncotarget* 6, no. 18 (2015): 16379–95; Syed, D. N., et al. "Pomegranate Extracts and Cancer Prevention: Molecular and Cellular Activities." *Anti-Cancer Agents in Medicinal Chemistry* 13, no. 8 (2013): 1149–61.

36. Pazoki-Toroudi, H., et al. "Targeting mTOR Signaling by Polyphenols: A New Therapeutic Target for Ageing."*Ageing Research Reviews* 31 (2016): 55–66; Morselli, E., et al. "Caloric Restriction and Resveratrol Promote Longevity Through the Sirtuin-1-Dependent Induction of Autophagy." *Cell Death Discovery* 1 (2010): e10; Park, S. J., et al. "Resveratrol Ameliorates Aging- Related Metabolic Phenotypes by Inhibiting cAMP Phosphodiesterases." *Cell* 148, no. 3 (2012): 421–33.

37. Zhou, G., et al. "Role of AMP-Activated Protein Kinase in Mechanism of Metformin Action." *Journal of Clinical Investigation* 108, no. 8 (2001): 1167–74.

38. Zi, F., et al. "Metformin and Cancer: An Existing Drug for Cancer Prevention and Therapy." *Oncology Letters* 15, no. 1 (2018): 683–90.

39. Bannister, C. A., et al. "Can People with Type 2 Diabetes Live Longer Than Those Without? A Comparison of Mortality in People Initiated with Metformin or Sulphonylurea Monotherapy and Matched, Non-Diabetic Controls." *Diabetes, Obesity and Metabolism* 16, no. 11 (2014): 1165–73.

40. Rudman, D., et al. "Effects of Human Growth Hormone in Men over 60 Years Old." *New England Journal of Medicine* 323, no. 1 (1990): 1–6.

41. Inagaki, T., et al. "Inhibition of Growth Hormone Signaling by the Fasting-Induced Hormone FGF21." *Cell Metabolism* 8, no. 1 (2008): 77–83.

42. Silberberg, M., and R. Silberberg. "Factors Modifying the Lifespan of Mice." *American Journal of Physiology* 177, no. 1 (1954): 23–6.

43. Grandison, R. C., M. D. Piper, and L. Partridge. "Amino-Acid Imbalance Explains Extension of Lifespan by Dietary Restriction in Drosophila." *Nature* 462, no. 7276 (2009): 1061–4.

44. Kim, E., and K. L. Guan. "RAG GTPases in Nutrient-Mediated TOR Signaling Pathway." *Cell Cycle* 8, no. 7 (2009): 1014–8.

45. McCay, C. M., et al. "The Effect of Retarded Growth upon the Length of Life Span and upon the Ultimate Body Size." *The Journal of Nutrition* 10, no. 1 (1935): 63–79.

46. Liu, K. A., et al. "Leucine Supplementation Differentially Enhances Pancreatic Cancer Growth in Lean and Overweight Mice." *Cancer Metabolism* 2, no. 1 (2014): 6.

47. Huffman, S., and R. J. Jones. "Chronic Effect of Dietary Protein on Hypercholesteremia in the Rat." *Proceedings of the Society for Experimental Biology and Medicine* 93, no. 3 (1956): 519–22.

48. Minor, R. K., et al. "Dietary Interventions to Extend Life Span and Health Span Based on Calorie Restriction." *Journals of Gerontology, Series A: Biological Sciences and Medical Sciences* 65, no. 7 (2010): 695–703.

49. Minor, R. K., et al. "Dietary Interventions to Extend Life Span and Health Span Based on Calorie Restriction." *Journals of Gerontology, Series A: Biological Sciences and Medical Sciences* 65, no. 7 (2010): 695–703; Levine, M. E., et al. "Low Protein Intake Is Associated with a Major Reduction in IGF-1, Cancer, and Overall Mortality in the 65 and Younger but Not Older Population." Cell Metabolism 19, no. 3 (2014): 407–17; Solon-Biet, S. M., et al. "The Ratio of Macronutrients, Not Caloric Intake, Dictates Cardiometabolic Health, Aging, and Longevity in Ad Libitum-Fed Mice." Cell Metabolism 19, no. 3 (2014): 418–30.

50. Blagosklonny, M. V. "Rapamycin and Quasi- Programmed Aging: Four Years Later." *Cell Cycle* 9, no. 10 (2010): 1859–62.

第 4 章

1. Levine, M. E., et al. "Low Protein Intake Is Associated with a Major Reduction in IGF-1 Cancer, and Overall Mortality in the 65 and Younger but Not Older Population." *Cell Metabolism* 19, no. 3 (2014): 407–17.

2. Fontana, L., et al. "Long-Term Effects of Calorie or Protein Restriction on Serum IGF-1 and IGFBP-3 Concentration in Humans." *Aging Cell* 7, no. 5 (2008): 681–7.

3. De Bandt, J. P., and L. Cynober. "Therapeutic Use of Branched-Chain Amino Acids in Burn, Trauma, and Sepsis." *Journal of Nutrition* 136, 1 Suppl (2006): 308s–13s.

4. Miller, R. A., et al. "Methionine-Deficient Diet Extends Mouse Lifespan, Slows Immune and Lens Aging, Alters Glucose, T4, IGF-I and Insulin Levels, and Increases Hepatocyte MIF Levels and Stress Resistance." *Aging Cell* 4, no. 3 (2005): 119–25.

5. McCarty, M. F., and J. J. DiNicolantonio. "The Cardiometabolic Benefits of Glycine: Is Glycine an 'Antidote' to Dietary Fructose?" *Open Heart* (2014). 1:e000103. doi:10.1136/ openhrt-2014-000103.

6. "Body Fat Calculator." Active website. Accessed at *www.active.com/fitness/ calculators/bodyfat.*

7. Rosedale, R. "The Good, the Bad, and the Ugly of Protein" (lecture, American Society of Bariatric Physicians (ASBP), October 31, 2006). Accessed at *http://drrosedale. com/resources/pdf/The_ good_the_bad_and_the_ugly_of_protein.pdf.*

8. Cuervo, A. M., et al. "Autophagy and Aging: The Importance of Maintaining 'Clean' Cells." *Autophagy* 1, no. 3 (2005): 131–40.

9. Cheng, C. W., et al. "Prolonged Fasting Reduces IGF-1/PKA to Promote Hematopoietic-Stem-Cell-Based Regeneration and Reverse Immunosuppression." *Cell Stem Cell* 14, no. 6 (2014): 810–23.

10. Brandhorst, S., et al. "A Periodic Diet that Mimics Fasting Promotes Multi-System Regeneration, Enhanced Cognitive Performance, and Healthspan." *Cell Metabolism* 22, no. 1 (2015): 86–99.

11. Rosedale, R., E. C. Westman, and J. P. Konhilas. "Clinical Experience of a Diet Designed to Reduce Aging." *Journal of Applied Research* 9, no. 4 (2009): 159–65.

第 5 章

1. Hancox, D. "The Unstoppable Rise of Veganism: How a Fringe Movement Went Mainstream." *The Guardian*, April 1, 2018. Accessed at *www. theguardian.com/ lifeandstyle/2018/apr/01/vegans- are-coming-millennials-health-climate-change-animal-welfare.*
2. Zelman, K. M. "The Power of Plant Protein." United Healthcare. Accessed at *www. uhc.com/health-and-wellness/nutrition/power-of-plant-protein.*
3. "Lacalbumin." *https://en.wikipedia.org/wiki/ Lactalbumin.*
4. Bounous, G., and P. Gold. "The Biological Activity of Undenatured Dietary Whey Proteins: Role of Glutathione." *Clinical and Investigative Medicine* 14, no. 4 (1991): 296–309.
5. Bounous, G., G. Batist, and P. Gold. "Whey Proteins in Cancer Prevention." *Cancer Letter* 57, no. 2 (1991): 91–4.
6. Bounous, G., G. Batist, and P. Gold. "Immunoenhancing Property of Dietary Whey Protein in Mice: Role of Glutathione." *Clinical and Investigative Medicine* 12, no. 3 (1989): 154–61.
7. Sekhar, R. V., et al. "Glutathione Synthesis Is Diminished in Patients with Uncontrolled Diabetes and Restored by Dietary Supplementation with Cysteine and Glycine." *Diabetes Care* 34, no. 1 (2011): 162–7.
8. Berk, M., et al. "The Efficacy of N-Acetylcysteine as an Adjunctive Treatment in Bipolar Depression: An Open Label Trial." *Journal of Affective Disorders* 135, no. 1–3 (2011): 389–94.
9. Dean, O., F. Giorlando, and M. Berk. "N-Acetylcysteine in Psychiatry: Current Therapeutic Evidence and Potential Mechanisms of Action." *Journal of Psychiatry & Neuroscience* 36, no. 2 (2011): 78–86.
10. Breitkreutz, R., et al. "Massive Loss of Sulfur in HIV Infection." *AIDS Research and Human Retroviruses* 16, no. 3 (2000): 203–9.
11. Bounous, G., et al. "Whey Proteins as a Food Supplement in HIV-Seropositive Individuals." *Clinical and Investigative Medicine* 16, no. 3 (1993): 204–9.
12. Tse, H. N., et al. "High-Dose N-Acetylcysteine in Stable COPD: The 1-Year, Double-Blind, Randomized, Placebo-Controlled HIACE Study." Chest 144, no. 1 (2013): 106–18; De Flora, S., C. Grassi, and L. Carati. "Attenuation of Influenza- Like Symptomatology and Improvement of Cell-Mediated Immunity with Long-Term N-Acetylcysteine Treatment." *European Respiratory Journal* 10, no. 7 (1997): 1535–41.
13. Droge, W. "Oxidative Stress and Ageing: Is Ageing a Cysteine Deficiency Syndrome?" *Philosophical Transactions of the Royal Society B: Biological Sciences* (London) 360, no. 1464(2005): 2355–72.

14. Op den Kamp, C. M., et al. "Muscle Atrophy in Cachexia: Can Dietary Protein Tip the Balance?" *Current Opinion in Clinical Nutrition & Metabolic Care* 12, no. 6 (2009): 611–6.

15. Marchesini, G., et al. "Nutritional Supplementation with Branched-Chain Amino Acids in Advanced Cirrhosis: A Double-Blind, Randomized Trial." *Gastroenterology* 124, no. 7(2003): 1792–801.

16. D'Antona, G., et al. "Branched-Chain Amino Acid Supplementation Promotes Survival and Supports Cardiac and Skeletal Muscle Mitochondrial Biogenesis in Middle-Aged Mice." *Cell Metabolism* 12, no. 4 (2010): 362–72.

17. Hoppe, C., et al. "Differential Effects of Casein Versus Whey on Fasting Plasma Levels of Insulin, IGF-1 and IGF-1/IGFBP-3: Results from a Randomized 7-Day Supplementation Study in Prepubertal Boys." *European Journal of Clinical Nutrition* 63, no. 9 (2009): 1076–83.

18. Cheng, Z., et al. "Inhibition of Hepatocellular Carcinoma Development in Hepatitis B Virus Transfected Mice by Low Dietary Casein." *Hepatology* 26, no. 5 (1997): 1351–4.

19. Siri-Tarino, P. W., et al. "Meta-Analysis of Prospective Cohort Studies Evaluating the Association of Saturated Fat with Cardiovascular Disease." *American Journal of Clinical Nutrition* 91, no. 3 (2010): 535–46.

20. Simon, S. "World Health Organization Says Processed Meat Causes Cancer." American Cancer Society, Oct 26, 2015. Accessed at *www. cancer.org/latest-news/ world-health-organization- says-processed-meat-causes-cancer.html*.

21. Sugiyama, K., Y. Kushima, and K. Muramatsu. "Effect of Dietary Glycine on Methionine Metabolism in Rats Fed a High-Methionine Diet." *Journal of Nutritional Science and Vitaminology* (Tokyo) 33, no. 3 (1987): 195–205.

22. McCarty, M. F., and J. J. DiNicolantonio. "The Cardiometabolic Benefits of Glycine: Is Glycine an 'Antidote' to Dietary Fructose?" *Open Heart* 1, no. 1 (2014): e000103.

23. Fang, X., et al. "Dietary Magnesium Intake and the Risk of Cardiovascular Disease, Type 2 Diabetes, and All-Cause Mortality: A Dose-Response Meta- Analysis of Prospective Cohort Studies." *BMC Medicine* 14, no. 1 (2016): 210; Adebamowo, S. N., et al. "Association Between Intakes of Magnesium, Potassium, and Calcium and Risk of Stroke: 2 Cohorts of US Women and Updated Meta- Analyses." *American Journal of Clinical Nutrition* 101, no. 6 (2015): 1269–77; Choi, M. K., and Y. J. Bae. "Association of Magnesium Intake with High Blood Pressure in Korean Adults: Korea National Health and Nutrition Examination Survey 2007–2009." *PLoS One* 10, no. 6 (2015): e0130405; and Aburto, N. J., et al. "Effect of Increased Potassium Intake on Cardiovascular Risk Factors and Disease: Systematic Review and Meta-Analyses." *British Medical Journal* 346 (2013): f1378.

24. Song, M., et al. "Association of Animal and Plant Protein Intake with All-Cause and Cause-Specific Mortality." *JAMA Internal Medicine* 176, no. 10 (2016): 1453–63.

25. Key, T. J., et al. "Mortality in British Vegetarians: Review and Preliminary Results from EPIC- Oxford." *American Journal of Clinical Nutrition* 78 (3 Suppl) (2003): 533s–538s.

26. Shinwell, E. D., and R. Gorodischer. "Totally Vegetarian Diets and Infant Nutrition." *Pediatrics* 70, no. 4 (1982): 582–6.

27. McCarty, M. F. "Vegan Proteins May Reduce Risk of Cancer, Obesity, and Cardiovascular Disease by Promoting Increased Glucagon Activity." *Medical Hypotheses* 53, no. 6 (1999): 459–85.

28. Freeman, A. M., et al. "A Clinician's Guide for Trending Cardiovascular Nutrition Controversies: Part II."*Journal of the American College of Cardiology* 72, no. 5 (2018): 553–68.

29. See note 2 above.

30. Mozaffarian, D., et al. "Changes in Diet and Lifestyle and Long-Term Weight Gain in Women and Men." *New England Journal of Medicine* 364, no. 25 (2011): 2392–404.

31. Jaceldo-Siegl, K., et al. "Tree Nuts Are Inversely Associated with Metabolic Syndrome and Obesity: The Adventist Health Study-2." *PLoS One* 9, no. 1 (2014): e85133.

32. Bao, Y., et al. "Association of Nut Consumption with Total and Cause-Specific Mortality." *New England Journal of Medicine* 369, no. 21 (2013): 2001–11.

33. Ibid.

34. Fraser, G. E., and D. J. Shavlik. "Ten Years of Life: Is It a Matter of Choice?" *Archives of Internal Medicine* 161, no. 13 (2001): 1645–52.

35. Rantanen, T., et al. "Midlife Muscle Strength and Human Longevity Up to Age 100 Years: A 44-Year Prospective Study Among a Decedent Cohort." *Age* (Dordrecht, Netherlands) 34, no. 3 (2012): 563–70.

36. Haub, M. D., et al. "Effect of Protein Source on Resistive-Training-Induced Changes in Body Composition and Muscle Size in Older Men." *American Journal of Clinical Nutrition* 76, no. 3 (2002): 511–7.

37. Campbell, W. W., et al. "Effects of an Omnivorous Diet Compared with a Lactoovovegetarian Diet on Resistance-Training-Induced Changes in Body Composition and Skeletal Muscle in Older Men." *American Journal of Clinical Nutrition* 70, no. 6 (1999): 1032–9.

38. Campbell, W. W., et al. "The Recommended Dietary Allowance for Protein May Not Be Adequate for Older People to Maintain Skeletal Muscle." *Journals of Gerontology Series A: Biological Sciences and Medical Sciences* 56, no. 6 (2001): M373–80.

39. Babault, N., et al. "Pea Proteins Oral Supplementation Promotes Muscle Thickness Gains During Resistance Training: A Double- Blind, Randomized, Placebo-Controlled Clinical Trial vs. Whey Protein." *Journal of the International Society of Sports Nutrition* 12, no. 1 (2015): 3.

40. Joy, J. M., et al. "The Effects of 8 Weeks of Whey or Rice Protein Supplementation on Body Composition and Exercise Performance." *Nutrition Journal* 12 (2013): 86.

41. Appel, L. J., et al. "Effects of Protein, Monounsaturated Fat, and Carbohydrate Intake on Blood Pressure and Serum Lipids: Results of the OmniHeart Randomized Trial." *Journal of the American Medical Association* 294, no. 19 (2005): 2455–64.

42. Fung, T. T., et al. "Low-Carbohydrate Diets and All-Cause and Cause-Specific Mortality: Two Cohort Studies." *Annals of Internal Medicine* 153, no. 5 (2010): 289–98.

43. Salvioli, S., et al. "Why Do Centenarians Escape or Postpone Cancer? The Role of IGF-1, Inflammation and p53."*Cancer Immunology, Immunotherapy* 58, no. 12 (2009): 1909–17.

44. Jenkins, D. J., et al. "The Effect of a Plant-Based Low-Carbohydrate ('Eco-Atkins') Diet on Body Weight and Blood Lipid Concentrations in Hyperlipidemic Subjects." *Archives of Internal Medicine* 169, no. 11 (2009): 1046–54.

45. Kiefte-de Jong, J. C., et al. "Diet-Dependent Acid Load and Type 2 Diabetes: Pooled Results from Three Prospective Cohort Studies." *Diabetologia* 60, no. 2 (2017): 270–9.

46. Frassetto, L., et al. "Diet, Evolution and Aging—the Pathophysiologic Effects of the Post-Agricultural Inversion of the Potassium-to-Sodium and Base- to-Chloride Ratios in the Human Diet." *European Journal of Nutrition* 40, no. 5 (2001): 200–13.

47. Frassetto, L. A., et al. "Worldwide Incidence of Hip Fracture in Elderly Women: Relation to Consumption of Animal and Vegetable Foods." *Journal of Gerontology Series A: Biological Sciences Med Sci* 55, no. 10 (2000): M585–92.

48. See notes 46 and 47 above.

49. Jackson, R. D., et al. "Calcium Plus Vitamin D Supplementation and the Risk of Fractures." *New England Journal of Medicine* 354, no. 7 (2006): 669–83.

50. Reddy, S. T., et al. "Effect of Low-Carbohydrate High-Protein Diets on Acid-Base Balance, Stone- Forming Propensity, and Calcium Metabolism." *American Journal of Kidney Disease* 40, no. 2 (2002): 265–74.

51. Sebastian, A., et al. "Improved Mineral Balance and Skeletal Metabolism in Postmenopausal Women Treated with Potassium Bicarbonate." *New England Journal of Medicine* 330, no. 25 (1994): 1776–81; and Goraya, N., et al. "Dietary Acid Reduction with Fruits and Vegetables or Bicarbonate Attenuates Kidney Injury in Patients with a Moderately Reduced Glomerular Filtration Rate Due to Hypertensive Nephropathy." *Kidney International* 81, no. 1 (2012): 86–93.

第 6 章

1. Food and Nutrition Board, Institute of Medicine of the National Academies. "Dietary Reference Intakes for Energy, Carbohydrate, Fiber, Fat, Fatty Acids, Cholesterol, Protein, and Amino Acids." National Academies Press (2005). Accessed at *www.nap. edu/read/10490/chapter/1.*

2. Humayun, M. A., et al. "Reevaluation of the Protein Requirement in Young Men with the Indicator Amino Acid Oxidation Technique." *American Journal of Clinical Nutrition* 86, no. 4 (2007): 995–1002.

3. Jackson, A. A., et al. "Synthesis of Erythrocyte Glutathione in Healthy Adults Consuming the Safe Amount of Dietary Protein." *American Journal of Clinical Nutrition* 80, no. 1 (2004): 101–7.

4. Zelman, K. "The Power of Plant Protein." United HealthCare Services Inc. Accessed at *www.uhc.com/health-and-wellness/nutrition/ power-of-plant-protein.*

5. Dupont, C. "Protein Requirements During the First Year of Life." *American Journal of Clinical Nutrition* 77, no. 6 (2003): 1544s–9s.

6. Gartner, L. M., et al. "Breastfeeding and the Use of Human Milk." *Pediatrics* 115, no. 2 (2005): 496–506.

7. Stephens, T. V., et al. "Protein Requirements of Healthy Pregnant Women During Early and Late Gestation Are Higher Than Current Recommendations." *Journal of Nutrition* 145, no. 1 (2015): 73–8.

8. Kortebein, P., et al. "Effect of 10 Days of Bed Rest on Skeletal Muscle in Healthy Older Adults." *Journal of the American Medical Association* 297, no. 16 (2007): 1772–4.

9. Bauer, J., et al. "Evidence-Based Recommendations for Optimal Dietary Protein Intake in Older People: A Position Paper from the PROT-AGE Study Group." *Journal of the American Medical Directors Association* 14, no. 8 (2013): 542–59.

10. Alexander, J. W., et al. "The Importance of Lipid Type in the Diet After Burn Injury." *Annals of Surgery* 204, no. 1 (1986): 1–8; Berbert, A. A., et al. "Supplementation of Fish Oil and Olive Oil in Patients with Rheumatoid Arthritis." *Nutrition* 21, no. 2 (2005): 131–6; Murphy, R. A., et al. "Nutritional Intervention with Fish Oil Provides a Benefit Over Standard of Care for Weight and Skeletal Muscle Mass in Patients with Nonsmall Cell Lung Cancer Receiving Chemotherapy." Cancer 117, no. 8 (2011): 1775–82; Rodacki, C. L., et al. "Fish-Oil Supplementation Enhances the Effects of Strength Training in Elderly Women." *American Journal of Clinical Nutrition* 95, no. 2 (2012): 428–36; and Ryan, A. M., et al. "Enteral Nutrition Enriched with Eicosapentaenoic Acid (EPA) Preserves Lean Body Mass Following Esophageal Cancer Surgery: Results of a Double-Blinded Randomized Controlled Trial." *Annals of Surgery* 249, no. 3 (2009): 355–63.

11. McWhirter, J., and C. R. Pennington. "Incidence and Recognition of Malnutrition in Hospital." *British Medical Journal* 308, no. 6934 (1994): 945–8.

12. Centers for Disease Control and Prevention. "Healthcare-Associated Infections." Accessed at *www.cdc.gov/HAI/surveillance/*.

13. Aquilani, R., et al. "Effects of Oral Amino Acid Supplementation on Long-Term-Care-Acquired Infections in Elderly Patients." *Archives of Gerontology and Geriatrics* 52, no. 3 (2011): e123–8.

14. Brown, R. O., et al. "Comparison of Specialized and Standard Enteral Formulas in Trauma Patients." *Pharmacotherapy* 14, no. 3 (1994): 314–20.

15. Paddon-Jones, D., et al. "Essential Amino Acid and Carbohydrate Supplementation Ameliorates Muscle Protein Loss in Humans During 28 Days Bedrest." *Journal of Clinical Endocrinology Metabolism* 89, no. 9 (2004): 4351–8.

16. Stokes, T., et al. "Recent Perspectives Regarding the Role of Dietary Protein for the Promotion of Muscle Hypertrophy with Resistance Exercise Training." *Nutrients* 10, no. 2 (2018).

17. Ibid.

18. Ibid.

19. Ibid.

20. Ibid.

21. Ibid.

22. Macnaughton, L. S., et al. "The Response of Muscle Protein Synthesis Following Whole-Body Resistance Exercise Is Greater Following 40 g Than 20 g of Ingested Whey Protein." *Physiology Report* 4, no. 15 (2016).

23. See note 16 above.

24. Ibid.

25. Lemon, P. W. "Beyond the Zone: Protein Needs of Active Individuals." *Journal of the American College of Nutrition* 19, 5 Suppl (2000): 513s–21s.

26. See note 16 above.

27. Ibid.
28. Li, P., and G. Wu. "Roles of Dietary Glycine, Proline, and Hydroxyproline in Collagen Synthesis and Animal Growth." *Amino Acids* 50, no. 1 (2018): 29–38; Melendez-Hevia, E., et al. "A Weak Link in Metabolism: The Metabolic Capacity for Glycine Biosynthesis Does Not Satisfy the Need for Collagen Synthesis." *Journal of Bioscience* 34, no. 6 (2009): 853–72.
29. McCarty, M. F., and J. J. DiNicolantonio. "The Cardiometabolic Benefits of Glycine: Is Glycine an 'Antidote' to Dietary Fructose?" *Open Heart* 1, no. 1 (2014): e000103.
30. See note 16 above.
31. Ibid.
32. Tarnopolsky, M. A., J. D. MacDougall, and S. A. Atkinson. "Influence of Protein Intake and Training Status on Nitrogen Balance and Lean Body Mass." *Journal of Applied Physiology* (1985) 64, no. 1 (1988): 187–93.
33. Ibid.
34. Kingsbury, K. J., L. Kay, and M. Hjelm. "Contrasting Plasma Free Amino Acid Patterns in Elite Athletes: Association with Fatigue and Infection." *British Journal of Sports Medicine* 32, no. 1 (1998): 25–32; discussion 32–3.
35. Rantanen, T., et al. "Midlife Muscle Strength and Human Longevity Up to Age 100 Years: A 44-Year Prospective Study Among a Decedent Cohort." *Age* (Dordr) 34, no. 3 (2012): 563–70.
36. Layman, D. K., et al., "A Reduced Ratio of Dietary Carbohydrate to Protein Improves Body Composition and Blood Lipid Profiles During Weight Loss in Adult Women." *Journal of Nutrition* 133, no. 2 (2003): 411–7.
37. Frestedt, J. L., et al. "A Whey-Protein Supplement Increases Fat Loss and Spares Lean Muscle in Obese Subjects: A Randomized Human Clinical Study." *Nutrition & Metabolism* (London) 5 (2008): 8.
38. Demling, R. H., and L. DeSanti. "Effect of a Hypocaloric Diet, Increased Protein Intake and Resistance Training on Lean Mass Gains and Fat Mass Loss in Overweight Police Officers." *Annals of Nutrition and Metabolism* 44, no. 1 (2000): 21–9.
39. Simpson, S. J., and D. Raubenheimer. "Obesity: The Protein Leverage Hypothesis." *Obesity Review* 6, no. 2 (2005): 133–42.
40. Leaf, A. "How Much Protein Do You Need Per Day?" Examine.com. Accessed at *https://examine.com/nutrition/how-much-protein-do-i-need/.*
41. Kopple, J. D. "National Kidney Foundation K/DOQI Clinical Practice Guidelines for Nutrition in Chronic Renal Failure." *American Journal of Kidney Disease* 37, 1 Suppl 2 (2001): S66–70.
42. Ibid.
43. English, K. L., and D. Paddon-Jones. "Protecting Muscle Mass and Function in Older Adults During Bed Rest." *Current Opinion in Clinical Nutrition & Metabolic Care* 13, no. 1 (2010): 34–9.
44. Patel, K. "How Much Protein Do You Need After Exercise?" Examine.com. Accessed at *https://examine.com/nutrition/ second-look-at-protein-quantity-after-exercise/.*

第 7 章

1. Nuttall, F. Q., and M. C. Gannon. "Metabolic Response to Dietary Protein in People with and Without Diabetes." *Diabetes, Nutrition and Metabolism* 4 (1991): 71–88.
2. Cahill, G. F., Jr. "Fuel Metabolism in Starvation." *Annual Review of Nutrition* 26 (2006): 1–22.
3. Hall, K. D. *Comparative Physiology of Fasting, Starvation, and Food Limitation,* ed. Marshall McCue. Berlin: Springer, 2012. Accessed at *www. cussp.org/sites/default/ files/Hall%20Slides.pdf.*
4. Bhutani, S., et al. "Improvements in Coronary Heart Disease Risk Indicators by Alternate-Day Fasting Involve Adipose Tissue Modulations." *Obesity* (Silver Spring), 18, no. 11 (2010): 2152–9.
5. Catenacci, V. A., et al. "A Randomized Pilot Study Comparing Zero-Calorie Alternate-Day Fasting to Daily Caloric Restriction in Adults with Obesity." *Obesity* (Silver Spring) 24, no. 9 (2016): 1874–83.
6. Zauner, C., et al. "Resting Energy Expenditure in Short-Term Starvation Is Increased as a Result of an Increase in Serum Norepinephrine." *American Journal of Clinical Nutrition* 71, no. 6 (2000): 1511–5.
7. Ho, K. Y., et al. "Fasting Enhances Growth Hormone Secretion and Amplifies the Complex Rhythms of Growth Hormone Secretion in Man." *Journal of Clinical Investigation* 81, no. 4 (1988): 968–75.
8. Cahill, G. F., Jr. "President's Address. Starvation." *Transactions of the American Clinical and Climatological Association* 94 (1983): 1–21.
9. Henry, C. J. K., et al. "Differences in Fat, Carbohydrate, and Protein Metabolism Between Lean and Obese Subjects Undergoing Total Starvation."*Obesity Research* 7, no. 6 (1999): 597–604.
10. See note 9 above.
11. Ibid.

第 8 章

1. Di Castelnuovo, A., et al. "Consumption of Cocoa, Tea and Coffee and Risk of Cardiovascular Disease." *European Journal of Internal Medicine* 23, no. 1 (2012): 15–25.
2. Huxley, R. R., and H. A. Neil. "The Relation Between Dietary Flavonol Intake and Coronary Heart Disease Mortality: A Meta-Analysis of Prospective Cohort Studies." *European Journal of Clinical Nutrition* 57, no. 8 (2003): 904–8.

3. Hodgson, J. M., and K. D. Croft. "Tea Flavonoids and Cardiovascular Health." *Molecular Aspects of Medicine* 31, no. 6 (2010): 495–502.

4. de Koning Gans, J. M., et al. "Tea and Coffee Consumption and Cardiovascular Morbidity and Mortality." *Arteriosclerosis, Thrombosis, and Vascular Biology* 30, no. 8 (2010): 1665–71.

5. Peters, U., C. Poole, and L. Arab. "Does Tea Affect Cardiovascular Disease? A Meta-Analysis." *American Journal of Epidemiology* 154, no. 6 (2001): 495–503.

6. Geleijnse, J. M., et al. "Inverse Association of Tea and Flavonoid Intakes with Incident Myocardial Infarction: The Rotterdam Study." *American Journal of Clinical Nutrition* 75, no. 5 (2002): 880–6.

7. Pang, J., et al. "Green Tea Consumption and Risk of Cardiovascular and Ischemic Related Diseases: A Meta-Analysis." *International Journal of Cardiology* 202 (2012): 967–74.

8. Kuriyama, S., et al. "Green Tea Consumption and Mortality Due to Cardiovascular Disease, Cancer, and All Causes in Japan: The Ohsaki Study." *JAMA* 296, no. 10 (2006): 1255–65.

9. Hertog, M. G., et al. "Antioxidant Flavonols and Ischemic Heart Disease in a Welsh Population of Men: The Caerphilly Study." *American Journal of Clinical Nutrition* 65, no. 5 (1997): 1489–94.

10. Serafini, M., A. Ghiselli, and A. Ferro-Luzzi. "In Vivo Antioxidant Effect of Green and Black Tea in Man." *European Journal of Clinical Nutrition* 50, no. 1 (1996): 28–32.

11. Arab, L., W. Liu, and D. Elashoff. "Green and Black Tea Consumption and Risk of Stroke: A Meta-Analysis." *Stroke* 40, no. 5 (2009): 1786–92.

12. Chen, I. J., et al. "Therapeutic Effect of High- Dose Green Tea Extract on Weight Reduction: A Randomized, Double-Blind, Placebo-Controlled Clinical Trial." *Clinical Nutrition* 35, no. 3 (2016): 592–9.

13. Hursel, R., W. Viechtbauer, and M. S. Westerterp- Plantenga. "The Effects of Green Tea on Weight Loss and Weight Maintenance: A Meta-Analysis." *International Journal of Obesity* (London) 33, no. 9 (2009): 956–61.

14. Rudelle, S., et al. "Effect of a Thermogenic Beverage on 24-Hour Energy Metabolism in Humans." *Obesity* (Silver Spring) 15, no. 2 (2007): 349–55.

15. Dulloo, A. G., et al. "Efficacy of a Green Tea Extract Rich in Catechin Polyphenols and Caffeine in Increasing 24-H Energy Expenditure and Fat Oxidation in Humans." *American Journal of Clinical Nutrition* 70, no. 6 (1999): 1040–5; Hursel, R., et al. "The Effects of Catechin Rich Teas and Caffeine on Energy Expenditure and Fat Oxidation: A Meta-Analysis." *Obesity Review* 12, no. 7 (2011): 573–81.

16. Jurgens, T. M., et al. "Green Tea for Weight Loss and Weight Maintenance in Overweight or Obese Adults." *Cochrane Database of Systematic Reviews* 12 (2012): Cd008650.

17. Rumpler, W., et al. "Oolong Tea Increases Metabolic Rate and Fat Oxidation in Men." *Journal of Nutrition* 131, no. 11 (2001): 2848–52.

18. Thielecke, F., and M. Boschmann. "The Potential Role of Green Tea Catechins in the Prevention of the Metabolic Syndrome - A Review." *Phytochemistry* 70, no. 1 (2009): 11–24.

19. Nagao, T., et al. "A Catechin-Rich Beverage Improves Obesity and Blood Glucose Control in Patients with Type 2 Diabetes." *Obesity* (Silver Spring) 17, no. 2 (2009): 310–7.

20. Iso, H., et al. "The Relationship Between Green Tea and Total Caffeine Intake and Risk for Self-Reported Type 2 Diabetes Among Japanese Adults." *Annals of Internal Medicine* 144, no. 8 (2006): 554–62.

21. Panagiotakos, D. B., et al. "Long-Term Tea Intake Is Associated with Reduced Prevalence of (Type 2) Diabetes Mellitus Among Elderly People from Mediterranean Islands: MEDIS Epidemiological Study." *Yonsei Medical Journal* 50, no. 1 (2009): 31–8.

22. See note 13 above.

23. Stensvold, I., et al. "Tea Consumption. Relationship to Cholesterol, Blood Pressure, and Coronary and Total Mortality." *Preventive Medicine* 21, no. 4 (1992): 546–53.

24. Hodgson, J. M. "Effects of Tea and Tea Flavonoids on Endothelial Function and Blood Pressure: A Brief Review." *Clinical and Experimental Pharmacology and Physiology* 33, no. 9 (2006): 838–41.

25. Yang, Y. C., et al. "The Protective Effect of Habitual Tea Consumption on Hypertension." *Archives of Internal Medicine* 164, no. 14 (2004): 1534–40.

26. Bogdanski, P., et al. "Green Tea Extract Reduces Blood Pressure, Inflammatory Biomarkers, and Oxidative Stress and Improves Parameters Associated with Insulin Resistance in Obese, Hypertensive Patients." *Nutrition Research* 32, no. 6 (2012): 421–7.

27. "Tea and Cancer Prevention." National Cancer Institute. November 17, 2010. Accessed at *www. cancer.gov/about-cancer/causes-prevention/risk/ diet/tea-fact-sheet.*

28. Wu, A. H., et al. "Tea Intake, COMT Genotype, and Breast Cancer in Asian-American Women." *Cancer Research* 63, no. 21 (2003): 7526–9.

29. Fujiki, H., et al., "Cancer Prevention with Green Tea and Its Principal Constituent, EGCG: From Early Investigations to Current Focus on Human Cancer Stem Cells." *Molecules and Cells* 41, no. 2 (2018): 73–82.

第 9 章

1. Fragopoulou, E., C. Demopoulos, and S. Antonopoulou. "Lipid Minor Constituents in Wines. A Biochemical Approach in the French Paradox." *International Journal of Wine Research* 1 (2009): 131–43.

2. Nagahori, Z. "Credibility of the Ages of Centenarians in Hunza, a Longevity Village in Pakistan." *Asian Medical Journal* 25, no. 6 (1982): 405–31.

3. Ibid.

4. *Hippocratic Writings*, ed. G. E. R. Lloyd. London: Penguin, 2005. Accessed at *https:// books.google. com/books?id=pg-trVeUovEC&lpg=PT93&pg=PT352#v=onepage&q&f =false.*

5. See note 1 above.

6. Osborn, D. "Drink to Your Health!" Accessed at *www.greekmedicine.net/therapies/ Drink_to_Your_ Health.html.*

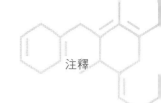

7. Jouanna, J. *Greek Medicine from Hippocrates to Galen.* Leiden, The Netherlands: Brill, 2012: 173–93.

8. Goldfinger, T. M. "Beyond the French Paradox: The Impact of Moderate Beverage Alcohol and Wine Consumption in the Prevention of Cardiovascular Disease." *Cardiology Clinics* 21, no. 3 (2003): 449–57.

9. Ibid.

10. Galinski, C. N., J. I. Zwicker, and D. R. Kennedy. "Revisiting the Mechanistic Basis of the French Paradox: Red Wine Inhibits the Activity of Protein Disulfide Isomerase In Vitro." *Thrombosis Research* 137 (2016): 169–73.

11. See note 1 above.

12. Ibid.

13. St Leger, A. S., A. L. Cochrane, and F. Moore. "Factors Associated with Cardiac Mortality in Developed Countries with Particular Reference to the Consumption of Wine." *Lancet* 1, no. 8124 (1979): 1017–20.

14. Gronbaek, M., et al. "Mortality Associated with Moderate Intakes of Wine, Beer, or Spirits." *The BMJ* 310, no. 6988 (1995): 1165–9.

15. Renaud, S. C., et al. "Wine, Beer, and Mortality in Middle-Aged Men from Eastern France." *Archives of Internal Medicine* 159, no. 16 (1999): 1865–70.

16. Yuan, J. M., et al. "Follow Up Study of Moderate Alcohol Intake and Mortality Among Middle Aged Men in Shanghai, China." *The BMJ* 1314, no. 7073 (1997): 18–23.

17. Thun, M. J., et al. "Alcohol Consumption and Mortality Among Middle-Aged and Elderly U.S. Adults." *New England Journal of Medicine* 337, no. 24 (1997): 1705–14.

18. Blackhurst, D. M., and A. D. Marais. "Alcohol—Foe or Friend?" *South African Medical Journal* 95, no. 9 (2005): 648–54.

19. Andreasson, S., P. Allebeck, and A. Romelsjo. "Alcohol and Mortality Among Young Men: Longitudinal Study of Swedish Conscripts." *British Medical Journal (Clinical Research Edition)* 296, no. 6628 (1988): 1021–5.

20. Djousse, L., et al. "Alcohol Consumption and Risk of Cardiovascular Disease and Death in Women: Potential Mediating Mechanisms." *Circulation* 2120, no. 3 (2009): 237–44.

21. Streppel, M. T., et al. "Long-Term Wine Consumption Is Related to Cardiovascular Mortality and Life Expectancy Independently of Moderate Alcohol Intake: The Zutphen Study." *Journal of Epidemiology and Community Health* 63, no. 7 (2009): 534–40.

22. Haseeb, S., B. Alexander, and A. Baranchuk. "Wine and Cardiovascular Health: A Comprehensive Review." *Circulation* 136, no. 15 (2017): 1434–48.

23. Covas, M. I., et al. "Wine and Oxidative Stress: Up- to-Date Evidence of the Effects of Moderate Wine Consumption on Oxidative Damage in Humans." *Atherosclerosis* 208, no. 2 (2010): 297–304.

24. See notes 1 and 10 above.

25. Biagi, M., and A. A. Bertelli. "Wine, Alcohol and Pills: What Future for the French Paradox?" *Life Sciences* 131 (2015): 19–22.

26. Sato, M., N. Maulik, and D. K. Das. "Cardioprotection with Alcohol: Role of Both Alcohol and Polyphenolic Antioxidants." *Annals of the New York Academy of Sciences* 957 (2002): 122–35; Guiraud, A., et al. "Cardioprotective Effect of Chronic Low Dose Ethanol Drinking: Insights into the Concept of Ethanol Preconditioning." *Journal of Molecular and Cellular Cardiology* 36, no. 4 (2004): 561–6; Marfella, R., et al. "Effect of Moderate Red Wine Intake on Cardiac Prognosis After Recent Acute Myocardial Infarction of Subjects with Type 2 Diabetes Mellitus." *Diabetic Medicine* 23, no. 9 (2006): 974–81.

27. Karatzi, K. N., et al. "Red Wine Acutely Induces Favorable Effects on Wave Reflections and Central Pressures in Coronary Artery Disease Patients." *American Journal of Hypertension* 18, no. 9 Pt 1 (2005): 1161–7; Stranges, S., et al."Relationship of Alcohol Drinking Pattern to Risk of Hypertension: A Population-Based Study." *Hypertension* 44, no. 6 (2004): 813–9.

28. Xin, X., et al. "Effects of Alcohol Reduction on Blood Pressure: A Meta-Analysis of Randomized Controlled Trials." *Hypertension* 38, no. 5 (2001): 1112–7.

29. Lazarus, R., D. Sparrow, and S. T. Weiss. "Alcohol Intake and Insulin Levels. The Normative Aging Study." *American Journal of Epidemiology* 145, no. 10 (1997): 909–16.

30. Koppes, L. L., et al. "Moderate Alcohol Consumption Lowers the Risk of Type 2 Diabetes: A Meta-Analysis of Prospective Observational Studies." *Diabetes Care* 28, no. 3 (2005): 719–25.

31. Shai, I., et al. "Glycemic Effects of Moderate Alcohol Intake Among Patients with Type 2 Diabetes: A Multicenter, Randomized, Clinical Intervention Trial." *Diabetes Care* 30, no. 12 (2007): 3011–6.

32. Corrao, G., et al. "Alcohol and Coronary Heart Disease: A Meta-Analysis." *Addiction* 95, no. 10 (2000): 1505–23.

33. Szmitko, P. E., and S. Verma. "Antiatherogenic Potential of Red Wine: Clinician Update." *American Journal of Physiology-Heart and Circulatory Physiology* 288, no. 5 (2005): H2023–30.

34. Shai, I., et al. "Glycemic Effects of Moderate Alcohol Intake Among Patients with Type 2 Diabetes: A Multicenter, Randomized, Clinical Intervention Trial." *Diabetes Care* 30, no. 12 (2007): 3011–6; Brand-Miller, J. C., et al. "Effect of Alcoholic Beverages on Postprandial Glycemia and Insulinemia in Lean, Young, Healthy Adults." *American Journal of Clinical Nutrition* 85, no. 6 (2007): 1545–51.

35. "The History of Coffee." NCA website. Accessed at *www.ncausa.org/about-coffee/history-of-coffee*.

36. Ibid.

37. O'Keefe, J. H., et al. "Effects of Habitual Coffee Consumption on Cardiometabolic Disease, Cardiovascular Health, and All-Cause Mortality." *Journal of the American College of Cardiology* 62, no. 12 (2013): 1043–51.

38. van Dam, R. M., and F. B. Hu. "Coffee Consumption and Risk of Type 2 Diabetes: A Systematic Review." *JAMA* 294, no. 1 (2005): 97–104.

39. Ohnaka, K., et al. "Effects of 16-Week Consumption of Caffeinated and Decaffeinated Instant Coffee on Glucose Metabolism in a Randomized Controlled Trial." *Journal of Nutrition and Metabolism* 2012 (2012): 207426.

40. Ibid.

41. Keijzers, G. B., et al. "Caffeine Can Decrease Insulin Sensitivity in Humans." *Diabetes Care* 25, no. 2 (2002): 364–9.

42. Ding, M., et al. "Caffeinated and Decaffeinated Coffee Consumption and Risk of Type 2 Diabetes: A Systematic Review and a Dose-Response Meta-Analysis." Diabetes Care 37, no. 2 (2014): 569–86; Huxley, R., et al. "Coffee, Decaffeinated Coffee, and Tea Consumption in Relation to Incident Type 2 Diabetes Mellitus: A Systematic Review with Meta-Analysis." *Archives of Internal Medicine* 169, no. 22 (2009): 2053–63.

43. Iso, H., et al. "The Relationship Between Green Tea and Total Caffeine Intake and Risk for Self-Reported Type 2 Diabetes Among Japanese Adults." *Annals of Internal Medicine* 144, no. 8 (2006): 554–62.

44. DiNicolantonio, J. J., S. C. Lucan, and J. H. O'Keefe. "Is Coffee Harmful? If Looking for Longevity, Say Yes to the Coffee, No to the Sugar." *Mayo Clinic Proceedings* 89, no. 4 (2014): 576–7.

45. Wedick, N. M., et al. "Effects of Caffeinated and Decaffeinated Coffee on Biological Risk Factors for Type 2 Diabetes: A Randomized Controlled Trial." *Nutrition Journal* 10 (2011): 93.

46. O'Keefe, J. H., J. J. DiNicolantonio, and C. J. Lavie. "Coffee for Cardioprotection and Longevity." *Progress in Cardiovascular Disease* 61, no. 1 (2018).

47. de Koning Gans, J. M., et al. "Tea and Coffee Consumption and Cardiovascular Morbidity and Mortality." *Arteriosclerosis, Thrombosis, and Vascular Biology* 30, no. 8 (2010): 1665–71.

48. Poole, R., et al. "Coffee Consumption and Health: Umbrella Review of Meta-Analyses of Multiple Health Outcomes." *The BMJ* 359 (2017): j5024.

49. Gunter, M. J., et al. " Coffee Drinking and Mortality in 10 European Countries: A Multinational Cohort Study." *Annals of Internal Medicine* 167, no. 4 (2017): 236–47.

50. Ding, M., et al. "Association of Coffee Consumption with Total and Cause-Specific Mortality in 3 Large Prospective Cohorts." *Circulation* 132, no. 24 (2015): 2305–15.

51. Renouf, M., et al. "Plasma Appearance and Correlation Between Coffee and Green Tea Metabolites in Human Subjects." *British Journal of Nutrition* 104, no. 11 (2010): 1635–40.

52. Ojha, S., et al. "Neuroprotective Potential of Ferulic Acid in the Rotenone Model of Parkinson's Disease." *Drug Design, Development and Therapy* (2015): 5499–510; Madeira, M. H., et al. "Having a Coffee Break: The Impact of Caffeine Consumption on Microglia-Mediated Inflammation in Neurodegenerative Diseases." *Mediators of Inflammation* 2017 (2017): 4761081.

53. Ma, Z. C., et al. "Ferulic Acid Induces Heme Oxygenase-1 via Activation of ERK and Nrf2." *Drug Discoveries & Therapeutics* 5, no. 6 (2011): 299–305.

54. Graf, E. "Antioxidant Potential of Ferulic Acid." *Free Radical Biology & Medicine* 13, no. 4 (1992): 435–48.

55. Ren, Z., et al. "Ferulic Acid Exerts Neuroprotective Effects Against Cerebral Ischemia/ Reperfusion- Induced Injury via Antioxidant and Anti-Apoptotic Mechanisms In Vitro and In Vivo." *International Journal of Molecular Medicine* 40, no. 5 (2017): 1444–56.

56. Zhao, J., et al. "Ferulic Acid Enhances the Vasorelaxant Effect of Epigallocatechin Gallate in Tumor Necrosis Factor-Alpha-Induced Inflammatory Rat Aorta." *The Journal of Nutritional Biochemistry* 25, no. 7 (2014): 807–14; Zhao, J., et al. "Ferulic Acid Enhances Nitric Oxide Production Through Up-Regulation of Argininosuccinate Synthase in Inflammatory Human Endothelial Cells." *Life Sciences* 145 (2016): 224–32.

57. O'Keefe, J. H., et al. "Effects of Habitual Coffee Consumption on Cardiometabolic Disease, Cardiovascular Health, and All-Cause Mortality." *Journal of the American College of Cardiology* 62, no. 12 (2013): 1043–51; Neuhauser, B., et al. "Coffee Consumption and Total Body Water Homeostasis as Measured by Fluid Balance and Bioelectrical Impedance Analysis."*Annals of Nutrition and Metabolism* 41, no. 1 (1997): 29–36.

58. Massey, L. K., and S. J. Whiting. "Caffeine, Urinary Calcium, Calcium Metabolism and Bone." *Journal of Nutrition* 123, no. 9 (1993): 1611–4.

59. Passmore, A. P., G. B. Kondowe, and G. D. Johnston. "Renal and Cardiovascular Effects of Caffeine: A Dose-Response Study."*Clinical Science* (Lond) 72, no. 6 (1987): 749–56.

第 10 章

1. Meneely, G. R., and H. D. Battarbee. "High Sodium-Low Potassium Environment and Hypertension. *American Journal of Cardiology* 38, no. 6 (1976): 768–85.

2. Dahl, L. K."Possible Role of Salt Intake in the Development of Essential Hypertension. 1960." *International Journal of Epidemiology* 34, no. 5 (2005): 967–72; discussion 972–4, 975–8.

3. Dahl, L. K. "Salt in Processed Baby Foods." *American Journal of Clinical Nutrition* 21, no. 8 (1968): 787–92.

4. See note 2 above.

5. DiNicolantonio, J. J., and S. C. Lucan. "The Wrong White Crystals: Not Salt but Sugar as Aetiological in Hypertension and Cardiometabolic Disease." *Open Heart* 1 (2014): doi:10.1136/ openhrt-2014-000167; DiNicolantonio, J. J., S. C. Lucan, and J. H. O'Keefe. "An Unsavory Truth: Sugar, More Than Salt, Predisposes to Hypertension and Chronic Disease." *American Journal of Cardiology* 114, no. 7 (2014): 1126–8.

6. DiNicolantonio, J. J. *The Salt Fix: Why the Experts Got It All Wrong—and How Eating More Might Save Your Life.* New York: Harmony (2017).

7. Satin, M. "The Salt Debate—Far More Salacious Than Salubrious." *Blood Purification* 39, no. 1–3 (2015): 11–5.

8. Gleibermann, L. "Blood Pressure and Dietary Salt in Human Populations." *Ecology of Food and Nutrition* 2, no. 2 (1973): 143–56.

9. See note 6 above.

10. Powles, J., et al. "Global, Regional and National Sodium Intakes in 1990 and 2010: A Systematic Analysis of 24 h Urinary Sodium Excretion and Dietary Surveys Worldwide." *BMJ Open* 3, no. 12 (2013). Accessed at *https://bmjopen.bmj.com/ content/3/12/e003733.*

11. See note 8 above.

12. Ibid.

13. See note 7 above.

14. Alderman, M. H., H. Cohen, and S. Madhavan. "Dietary Sodium Intake and Mortality: The National Health and Nutrition Examination Survey (NHANES I)." *The Lancet* 351, no. 9105 (1998): 781–5.

15. Ibid.

16. McGuire, S., Institute of Medicine. 2013. *Sodium Intake in Populations: Assessment of Evidence.* Washington, DC: The National Academies Press, 2013.

17. Ibid.

18. See note 1 above.
19. "AACC Members Agree on Definition of Whole Grain." Accessed at *www.aaccnet.org/initiatives/definitions/Documents/WholeGrains/wgflyer.pdf.*
20. "Collagen." *https://en.wikipedia.org/wiki/Collagen.*
21. Sharp, R. L. "Role of Sodium in Fluid Homeostasis with Exercise." *The Journal of the American College of Nutrition* 25, no. 3 Suppl (2006): 231s–239s.
22. See note 5 above.
23. Stolarz-Skrzypek, K., et al. "Fatal and Nonfatal Outcomes, Incidence of Hypertension, and Blood Pressure Changes in Relation to Urinary Sodium Excretion." *JAMA* 30, no. 17 (2011): 1777–85.
24. Feldman, R. D., and N. D. Schmidt. "Moderate Dietary Salt Restriction Increases Vascular and Systemic Insulin Resistance." *American Journal of Hypertension* 12, no. 6 (1999): 643–7.
25. Patel, S. M., et al. "Dietary Sodium Reduction Does Not Affect Circulating Glucose Concentrations in Fasting Children or Adults: Findings from a Systematic Review and Meta- Analysis." *Journal of Nutrition* 145, no. 3 (2015): 505–13.
26. Graudal, N. A., A. M. Galloe, and P. Garred. "Effects of Sodium Restriction on Blood Pressure, Renin, Aldosterone, Catecholamines, Cholesterols, and Triglyceride: A Meta-Analysis." *JAMA* 279, no. 17 (1998): 1383–91.
27. See note 6 above.
28. O'Donnell, M., et al. "Urinary Sodium and Potassium Excretion, Mortality, and Cardiovascular Events." *New England Journal of Medicine* 371, no. 7 (2014): 612–23.
29. Graudal, N., et al. "Compared with Usual Sodium Intake, Low- and Excessive-Sodium Diets Are Associated with Increased Mortality: A Meta- Analysis." *American Journal of Hypertension* 27, no. 9 (2014): 1129–37.
30. Folkow, B. "Salt and Blood Pressure— Centenarian Bone of Contention." *Lakartidningen* 100, no. 40 (2003): 3142–7.
31. Liedtke, W. B., et al. "Relation of Addiction Genes to Hypothalamic Gene Changes Subserving Genesis and Gratification of a Classic Instinct, Sodium Appetite." *Proceedings of the National Academy of Sciences of the United States of America* 108, no. 30 (2011): 12509–14.
32. Denton, D. A., M. J. McKinley, and R. S. Weisinger. "Hypothalamic Integration of Body Fluid Regulation." *Proceedings of the National Academy of Sciences of the United States of America* 93, no. 14 (1996): 7397–404.
33. Adler, A. J., et al. "Reduced Dietary Salt for the Prevention of Cardiovascular Disease." *Cochrane Database Systematic Reviews* 12 (2014): Cd009217.
34. Kelly, J., et al. "The Effect of Dietary Sodium Modification on Blood Pressure in Adults with Systolic Blood Pressure Less Than 140 mmHg: A Systematic Review." *JBI Database of Systematic Reviews and Implementation Reports* 14, no. 6 (2016): 196–237.
35. de Baaij, J. H., J. G. Hoenderop, and R. J. Bindels. "Magnesium in Man: Implications for Health and Disease." *Physiological Reviews* 95, no. 1 (2015): 1–46.
36. DiNicolantonio, J. J., J. H. O'Keefe, and W. Wilson. "Subclinical Magnesium Deficiency: A Principal Driver of Cardiovascular Disease and a Public Health Crisis." *Open Heart* 5, no. 1 (2018): e000668.

37. Guoa, W., et al. "Magnesium Deficiency on Plants: An Urgent Problem." The Crop Journal 4, no. 2 (2016): 83–91; Thomas, D. "The Mineral Depletion of Foods Available to Us as a Nation (1940- 2002)–A Review of the 6th Edition of McCance and Widdowson." Nutrition and Health 19, no. 1-2 (2007): 21–55.

38. Temple, N. J. "Refined Carbohydrates—A Cause of Suboptimal Nutrient Intake." Medical Hypotheses 10, no. 4 (1983): 411–24.

39. Costello, R. B., et al. "Perspective: The Case for an Evidence-Based Reference Interval for Serum Magnesium: The Time Has Come." Advances in Nutrition 7, no. 6 (2016): 977–93.

40. Marier, J. R. "Magnesium Content of the Food Supply in the Modern-Day World." Magnesium 5, no. 1 (1986): 1–8.

41. Tipton, I. H., P. L. Stewart, and J. Dickson. "Patterns of Elemental Excretion in Long Term Balance Studies." Health Physics 16, no. 4 (1969): 455–62.

42. See note 39 above.

43. See note 36 above.

44. Rayssiguier, Y., et al. "Dietary Magnesium Affects Susceptibility of Lipoproteins and Tissues to Peroxidation in Rats." The Journal of the American College of Nutrition 12, no. 2 (1993): 133–7; Bussiere, L., et al. "Triglyceride-Rich Lipoproteins from Magnesium-Deficient Rats Are More Susceptible to Oxidation by Cells and Promote Proliferation of Cultured Vascular Smooth Muscle Cells." Magnesium Research 8, no. 2 (1995): 151–7; Turlapaty, P. D., and B. M. Altura. "Magnesium Deficiency Produces Spasms of Coronary Arteries: Relationship to Etiology of Sudden Death Ischemic Heart Disease." Science 208, no. 4440 (1980): 198–200.

45. See note 36 above.

46. See note 36 above.

47. Kodama, N., M. Nishimuta, and K. Suzuki. "Negative Balance of Calcium and Magnesium Under Relatively Low Sodium Intake in Humans." Journal of Nutritional Science and Vitaminology (Tokyo) 49, no. 3 (2003): 201–9.

48. See note 47 above.

49. Nishimuta, M., et al. "Positive Correlation Between Dietary Intake of Sodium and Balances of Calcium and Magnesium in Young Japanese Adults—Low Sodium Intake Is a Risk Factor for Loss of Calcium and Magnesium." Journal of Nutritional Science and Vitaminology (Tokyo) 51, no. 4 (2005): 265–70.

50. Delva, P., et al. "Intralymphocyte Free Magnesium in Patients with Primary Aldosteronism: Aldosterone and Lymphocyte Magnesium Homeostasis." Hypertension 35, no. 1 Pt 1 (2000): 113–7.

51. Durlach, J. "Recommended Dietary Amounts of Magnesium: Mg RDA." Magnesium Research 2, no. 3 (1989): 195–203.

52. See note 36 above.

53. Rosanoff, A. "Magnesium and Hypertension." Clinical Calcium 15, no. 2 (2005): 255–60.

54. See note 36 above.

55. Schuette, S. A., B. A. Lashner, and M. Janghorbani. "Bioavailability of Magnesium Diglycinate vs Magnesium Oxide in Patients with Ileal Resection." Journal of Parenteral and Enteral Nutrition 18, no. 5 (1994): 430–5.

56. Spasov, A. A., et al. "Comparative Study of Magnesium Salts Bioavailability in Rats Fed a Magnesium-Deficient Diet." *Vestnik Rossiiskoi Akademii Meditsinskikh Nauk* no. 2 (2010): 29–37; Guillard, O., et al. "Unexpected Toxicity Induced by Magnesium Orotate Treatment in Congenital Hypomagnesemia." *Journal of Internal Medicine* 252, no. 1 (2002): 88–90.

57. Ibid.

58. Phillips, R., et al. "Citrate Salts for Preventing and Treating Calcium Containing Kidney Stones in Adults." *Cochrane Database of Systematic Reviews* no. 10 (2015): Cd010057.

59. Stepura, O. B., and A. I. Martynow. "Magnesium Orotate in Severe Congestive Heart Failure (MACH)." *International Journal of Cardiology* 131, no. 2 (2009): 293–5.

第 11 章

1. Harcombe, Z., et al. "Evidence from Randomised Controlled Trials Did Not Support the Introduction of Dietary Fat Guidelines in 1977 and 1983: A Systematic Review and Meta-Analysis." *Open Heart* 2, no. 1 (2015): e000196; Harcombe, Z., et al. "Evidence from Randomised Controlled Trials Does Not Support Current Dietary Fat Guidelines: A Systematic Review and Meta- Analysis." *Open Heart* 3, 2 (2016): e000409; DiNicolantonio, J. J. "The Cardiometabolic Consequences of Replacing Saturated Fats with Carbohydrates or Ω –6 Polyunsaturated Fats: Do the Dietary Guidelines Have It Wrong?" *Open Heart* 1 (2014): e000032. doi:10.1136/ openhrt-2013-000032; Ravnskov, U., et al. "The Questionable Benefits of Exchanging Saturated Fat with Polyunsaturated Fat." *Mayo Clinic Proceedings* 89, no. 4 (2014): 451–3.

2. Teicholtz, N. *The Big Fat Surprise: Why Butter, Meat and Cheese Belong in a Healthy Diet.* New York: Simon & Schuster, 2014.

3. Barbee, M. *Politically Incorrect Nutrition: Finding Reality in the Mire of Food Industry Propaganda.* Garden City Park, NY: Square One Publishers, 2004: 27.

4. Bhupathiraju, S. N., and K. L. Tucker. "Coronary Heart Disease Prevention: Nutrients, Foods, and Dietary Patterns." *Clinica Chimica Acta* 412, no. 17–18 (2011): 1493–514.

5. Sun, Q., et al. "A Prospective Study of Trans Fatty Acids in Erythrocytes and Risk of Coronary Heart Disease." *Circulation* 115, no. 14 (2007): 1858–65; Block, R. C., et al. "Omega-6 and Trans Fatty Acids in Blood Cell Membranes: A Risk Factor for Acute Coronary Syndromes?" *American Heart Journal* 156, no. 6 (2008): 1117–23; Willett, W. C., et al. "Intake of Trans Fatty Acids and Risk of Coronary Heart Disease Among Women." *Lancet* 341, no. 8845 (1993): 581–5.

6. Grimes, W. "April 24–30; How About Some Popcorn with Your Fat?" May 1, 1994, accessed at www.nytimes. com/1994/05/01/weekinreview/april-24-30-how-about-some-popcorn-with-your-fat.html.

7. Hu, F. B., et al. "Dietary Fat Intake and the Risk of Coronary Heart Disease in Women." *New England Journal of Medicine* 337, no. 21 (1997): 1491–9.

8. Zaloga, G. P., et al. "Trans Fatty Acids and Coronary Heart Disease." *Nutrition in Clinical Practice* 21, no. 5 (2006): 505–12.

9. de Souza, R. J., et al. "Intake of Saturated and Trans Unsaturated Fatty Acids and Risk of All Cause Mortality, Cardiovascular Disease, and Type 2 Diabetes: Systematic Review and Meta- Analysis of Observational Studies." *The BMJ* 351 (2015): h3978.

10. See note 4 above.

11. Fox, M. "WHO Urges All Countries to Ban Trans Fats," May 14, 2018, *NBC News Health News* website, accessed at *www. nbcnews.com/health/health-news/who-urges-all-countries-ban-trans-fats-n873916.*

12. Herrera-Camacho, J., et al. "Effect of Fatty Acids on Reproductive Performance of Ruminants." June 21, 2011. Accessed at *www.intechopen. com/books/artificial-insemination-in-farm- animals/effect-of-fatty-acids-on-reproductive- performance-of-ruminants;* USDA Food Composition Databases. Accessed at *https://ndb. nal.usda. gov/ndb/.*

13. Ramsden, C. E., et al. "Use of Dietary Linoleic Acid for Secondary Prevention of Coronary Heart Disease and Death: Evaluation of Recovered Data from the Sydney Diet Heart Study and Updated Meta-Analysis." *The BMJ* 346 (2013): e8707.

14. Ramsden, C. E., et al. "n-6 Fatty Acid-Specific and Mixed Polyunsaturate Dietary Interventions Have Different Effects on CHD Risk: A Meta- Analysis of Randomised Controlled Trials." *British Journal of Nutrition* 104, no. 11 (2010): 1586–600.

15. See note 1 above.

16. Whoriskey, P. "This Study 40 Years Ago Could Have Reshaped the American Diet. But It Was Never Fully Published." *The Washington Post*, April 12, 2016, accessed at *www.washingtonpost. com/news/wonk/wp/2016/04/12/this-study-40- years-ago-could-have-reshaped-the-american- diet-but-it-was-never-fully-published/?utm_term=.2cb42d8134f2.*

17. Chowdhury, R., et al. "Association of Dietary, Circulating, and Supplement Fatty Acids with Coronary Risk: A Systematic Review and Meta- Analysis." *Annals of Internal Medicine* 160, no. 6 (2014): 398–406.

18. Siri-Tarino, P. W., et al. "Meta-Analysis of Prospective Cohort Studies Evaluating the Association of Saturated Fat with Cardiovascular Disease." *American Journal of Clinical Nutrition* 91, no. 3 (2010): 535–46.

19. Deghan, M., et al. "Associations of Fats and Carbohydrate Intake with Cardiovascular Disease and Mortality in 18 Countries from Five Continents (PURE): A Prospective Cohort Study." *The Lancet* 390, no. 10107 (2017): 2050–62.

20. Christiansen, E., et al. "Intake of a Diet High in Trans Monounsaturated Fatty Acids or Saturated Fatty Acids. Effects on Postprandial Insulinemia and Glycemia in Obese Patients with NIDDM." *Diabetes Care* 20, no. 5 (1997): 881–7.

21. Vessby, B., et al. "Substituting Dietary Saturated for Monounsaturated Fat Impairs Insulin Sensitivity in Healthy Men and Women: The KANWU Study." *Diabetologia* 44, no. 3 (2001): 312–9.

22. Piers, L. S., et al. "Substitution of Saturated with Monounsaturated Fat in a 4-Week Diet Affects Body Weight and Composition of Overweight and Obese Men." *British Journal of Nutrition* 90, no. 3 (2003): 717–27.

23. Ikemoto, S., et al. "High-Fat Diet-Induced Hyperglycemia and Obesity in Mice: Differential Effects of Dietary Oils." *Metabolism* 45, no. 12 (1996): 1539–46.

24. Kien, C. L., J. Y. Bunn, and F. Ugrasbul. "Increasing Dietary Palmitic Acid Decreases

Fat Oxidation and Daily Energy Expenditure." *American Journal of Clinical Nutrition* 82, no. 2 (2005): 320–6.

25. Kastorini, C. M., et al. "The Effect of Mediterranean Diet on Metabolic Syndrome and Its Components: A Meta-Analysis of 50 Studies and 534,906 Individuals." *Journal of the American College of Cardiology* 57, no. 11 (2011): 1299–313.

26. Jones, P. J., P. B. Pencharz, and M. T. Clandinin. "Whole Body Oxidation of Dietary Fatty Acids: Implications for Energy Utilization." *American Journal of Clinical Nutrition* 42, no. 5 (1985): 769–77.

27. Piers, L. S., et al. "The Influence of the Type of Dietary Fat on Postprandial Fat Oxidation Rates: Monounsaturated (Olive Oil) Vs Saturated Fat (Cream)." *International Journal of Obesity and Related Metabolic Disorders* 26, no. 6 (2002): 814–21.

28. Kien, C. L., and J. Y. Bunn. "Gender Alters the Effects of Palmitate and Oleate on Fat Oxidation and Energy Expenditure." *Obesity* (Silver Spring) 16, no. 1 (2008): 29–33.

29. Soares, M. J., et al. "The Acute Effects of Olive Oil V. Cream on Postprandial Thermogenesis and Substrate Oxidation in Postmenopausal Women." *British Journal of Nutrition* 91, no. 2 (2004): 245–52.

30. Piers, L. S., et al. "Substitution of Saturated with Monounsaturated Fat in a 4-Week Diet Affects Body Weight and Composition of Overweight and Obese Men." *British Journal of Nutrition* 90, no. 3 (2003): 717–27; Piers, L. S., et al. "The Influence of the Type of Dietary Fat on Postprandial Fat Oxidation Rates: Monounsaturated (Olive Oil) Vs Saturated Fat (Cream)." *International Journal of Obesity and Related Metabolic Disorders* 26, no. 6 (2002): 814–21; Thomsen, C., et al. "Differential Effects of Saturated and Monounsaturated Fats on Postprandial Lipemia and Glucagon-Like Peptide 1 Responses in Patients with Type 2 Diabetes." *American Journal of Clinical Nutrition* 77, no. 3 (2003): 605–11; Thomsen, C., et al. "Differential Effects of Saturated and Monounsaturated Fatty Acids on Postprandial Lipemia and Incretin Responses in Healthy Subjects." *American Journal of Clinical Nutrition* 69, no. 6 (1999): 1135–43.

31. Feranil, A. B., et al. "Coconut Oil Is Associated with a Beneficial Lipid Profile in Pre-Menopausal Women in the Philippines." *Asia Pacific Journal of Clinical Nutrition* 20, no. 2 (2011): 190–5.

32. Babu, A. S., et al. "Virgin Coconut Oil and Its Potential Cardioprotective Effects." *Postgrad Medicine* 126, no. 7 (2014): 76–83.

33. St-Onge, M. P., et al. "Medium Chain Triglyceride Oil Consumption as Part of a Weight Loss Diet Does Not Lead to an Adverse Metabolic Profile When Compared to Olive Oil." *The Journal of the American College of Nutrition* 27, no. 5 (2008): 547–52.

34. Nosaka, N., et al. "Effects of Margarine Containing Medium-Chain Triacylglycerols on Body Fat Reduction in Humans." *Journal of Atherosclerosis and Thrombosis* 10, no. 5 (2003): 290–8.

35. Stubbs, R. J., and C. G. Harbron. "Covert Manipulation of the Ratio of Medium- to Long- Chain Triglycerides in Isoenergetically Dense Diets: Effect on Food Intake in Ad Libitum Feeding Men." *International Journal of Obesity and Related Metabolic Disorders* 20, no. 5 (1996): 435–44.

36. Van Wymelbeke, V., et al. "Influence of Medium- Chain and Long-Chain Triacylglycerols on the Control of Food Intake in Men." *American Journal of Clinical Nutrition* 68, no. 2 (1998): 226–34.

37. Scalfi, L., A. Coltorti, and F. Contaldo. "Postprandial Thermogenesis in Lean and Obese Subjects After Meals Supplemented with Medium- Chain and Long-Chain Triglycerides." *American Journal of Clinical Nutrition* 53, no. 5 (1991): 1130–3.

38. Heid, M. "You Asked: Is Coconut Oil Healthy?" Time, April 26, 2017, accessed at *www.time. com/4755761/coconut-oil-healthy/*.

39. St-Onge, M. P., and P. J. Jones. "Physiological Effects of Medium-Chain Triglycerides: Potential Agents in the Prevention of Obesity." *The Journal of Nutrition* 132, no. 3 (2002): 329–32.

40. Lindeberg, S., and B. Lundh. "Apparent Absence of Stroke and Ischaemic Heart Disease in a Traditional Melanesian Island: A Clinical Study in Kitava." *Journal of Internal Medicine* 233, no. 3 (1993): 269–75.

41. Stanhope, J. M., and I. A. Prior. "The Tokelau Island Migrant Study: Prevalence and Incidence of Diabetes Mellitus." *New Zealand Medical Journal* 92, no. 673 (1980): 417–21.

42. de Oliveira Otto, M. C., et al. "Serial Measures of Circulating Biomarkers of Dairy Fat and Total and Cause-Specific Mortality in Older Adults: The Cardiovascular Health Study." *American Journal of Clinical Nutrition* 108, no. 3 (2018): 476–84.

43. Yakoob, M. Y., et al. "Circulating Biomarkers of Dairy Fat and Risk of Incident Stroke in U.S. Men and Women in 2 Large Prospective Cohorts." *American Journal of Clinical Nutrition* 100, no. 6 (2014): 1437–47.

44. University of Texas Health Science Center at Houston. "New Research Could Banish Guilty Feeling for Consuming Whole Dairy Products." Science Daily website, accessed at *www. sciencedaily.com/releases/2018/07/180711182735. htm.*

45. Aune, D., et al. "Dairy Products and the Risk of Type 2 Diabetes: A Systematic Review and Dose- Response Meta-Analysis of Cohort Studies." *American Journal of Clinical Nutrition* 98, no. 4 (2013): 1066–83.

46. Astrup, A. "A Changing View on Saturated Fatty Acids and Dairy: From Enemy to Friend." *American Journal of Clinical Nutrition* 100, no. 6 (2014): 1407–8.

47. Freeman, A. M., et al. "Trending Cardiovascular Nutrition Controversies." *Journal of the American College of Cardiology* 69, no. 9 (2017): 1172–87.

48. Eckel, R. H., et al. "2013 AHA/ACC Guideline on Lifestyle Management to Reduce Cardiovascular Risk: A Report of the American College of Cardiology/American Heart Association Task Force on Practice Guidelines. *Journal of the American College of Cardiology* 63, no. 25 Pt B (2014): 2960–84.

49. Covas, M. I., et al. "The Effect of Polyphenols in Olive Oil on Heart Disease Risk Factors: A Randomized Trial." *Annals of Internal Medicine* 145, no. 5 (2006): 333–41.

50. Wiseman, S. A., et al. "Dietary Non-Tocopherol Antioxidants Present in Extra Virgin Olive Oil Increase the Resistance of Low Density Lipoproteins to Oxidation in Rabbits." *Atherosclerosis* 120, no. 1–2 (1996): 15–23; Caruso, D., et al. "Effect of Virgin Olive Oil Phenolic Compounds on In Vitro Oxidation of Human Low Density Lipoproteins." *Nutrition, Metabolism and Cardiovascular Diseases* 9, no. 3 (1999): 102–7; Coni, E., et al. "Protective Effect of Oleuropein, an Olive Oil Biophenol, on Low Density Lipoprotein Oxidizability in Rabbits." *Lipids* 35, no. 1 (2000): 45–54.

51. Aviram, M., and K. Eias. "Dietary Olive Oil Reduces Low-Density Lipoprotein Uptake by Macrophages and Decreases the Susceptibility of the Lipoprotein to Undergo Lipid Peroxidation." *Annals of Nutrition and Metabolism* 37, no. 2 (1993): 75–84.

52. Bogani, P., et al. "Postprandial Anti-Inflammatory and Antioxidant Effects of Extra Virgin Olive Oil." *Atherosclerosis* 190, no. 1 (2007): 181–6.

53. Pacheco, Y. M., et al. "Minor Compounds of Olive Oil Have Postprandial Anti-Inflammatory Effects." *British Journal of Nutrition* 98, no. 2 (2007): 260–3.

54. Fabiani, R., et al. "Oxidative DNA Damage Is Prevented by Extracts of Olive Oil, Hydroxytyrosol, and Other Olive Phenolic Compounds in Human Blood Mononuclear Cells and HL60 Cells." *The Journal of Nutrition* 138, no. 8 (2008): 1411–6.

55. Moreno-Luna, R., et al. "Olive Oil Polyphenols Decrease Blood Pressure and Improve Endothelial Function in Young Women with Mild Hypertension." *American Journal of Hypertension* 25, no. 12 (2012): 1299–304.

56. DiNicolantonio, J. J., et al. "Omega-3s and Cardiovascular Health." *Ochsner Journal* 14, no. 3 (2014): 399–412.

57. DiNicolantonio, J. J., P. Meier, and J. H. O'Keefe. "Omega-3 Polyunsaturated Fatty Acids for the Prevention of Cardiovascular Disease: Do Formulation, Dosage & Comparator Matter?" *Missouri Medicine* 110, no. 6 (2013): 495–8.

58. Hulbert, A. J., and P. L. Else. "Membranes as Possible Pacemakers of Metabolism." *Journal of Theoretical Biology* 199, no. 3 (1999): 257–74; Smith, G. I., et al. "Dietary Omega-3 Fatty Acid Supplementation Increases the Rate of Muscle Protein Synthesis in Older Adults: A Randomized Controlled Trial." *American Journal of Clinical Nutrition* 93, no. 2 (2011): 402–12; Whitehouse, A. S., et al. "Mechanism of Attenuation of Skeletal Muscle Protein Catabolism in Cancer Cachexia by Eicosapentaenoic Acid." *Cancer Research* 61, no. 9 (2001): 3604–9.

59. See note 29 above.

60. Deutsch, L. "Evaluation of the Effect of Neptune Krill Oil on Chronic Inflammation and Arthritic Symptoms." *The Journal of the American College of Nutrition* 26, no. 1 (2007): 39–48.

61. Sampalis, F., et al. "Evaluation of the Effects of Neptune Krill Oil in the Management of Premenstrual Syndrome and Dysmenorrhea." *Alternative Medicine Review* 8, no. 2 (2003): 171–9.

62. Bunea, R., K. El Farrah, and L. Deutsch. "Evaluation of the Effects of Neptune Krill Oil on the Clinical Course of Hyperlipidemia." *Alternative Medicine Review* 9, no. 4 (2004): 420–8.

63. Bower, B. "Human Ancestors Had Taste for Meat, Brains." Science News, May 3, 2013, accessed at *www.sciencenews.org/article/human-ancestors-had-taste-meat-brains.*

64. Cordain, L., et al. "Fatty Acid Analysis of Wild Ruminant Tissues: Evolutionary Implications for Reducing Diet-Related Chronic Disease." *European Journal of Clinical Nutrition* 56, no. 3 (2002): 181–91.

65. Nguyen, L. N., et al. "Mfsd2a Is a Transporter for the Essential Omega-3 Fatty Acid Docosahexaenoic Acid." *Nature* 509, no. 7501 (2014): 503–6; Alakbarzade, V., et al. "A Partially Inactivating Mutation in the Sodium-Dependent Lysophosphatidylcholine Transporter MFSD2A Causes a Non-Lethal Microcephaly Syndrome." *Nature Genetics* 47, no. 7 (2015): 814–7; Guemez- Gamboa, A., et al. "Inactivating Mutations in MFSD2A, Required for Omega-3 Fatty Acid Transport in Brain, Cause a Lethal Microcephaly Syndrome." *Nature Genetics* 47, no. 7 (2015): 809–13.

66. Bunea, R., K. El Farrah, and L. Deutsch. "Evaluation of the Effects of Neptune Krill Oil on the Clinical Course of Hyperlipidemia." *Alternative Medicine Review* 9, no. 4 (2004): 420–8; "Neptune Krill Oil." Accessed at *https://nutrisan-export.com/ wp-content/uploads/2016/03/productinfoNKO. pdf;* Batetta, B., et al. "Endocannabinoids May Mediate the Ability of (n-3) Fatty Acids to Reduce Ectopic Fat and Inflammatory Mediators in Obese Zucker Rats." *The Journal of Nutrition* 139, 8 (2009): 1495–501; Nishida, Y., et al. "Quenching Activities of Common Hydrophilic and Lipophilic Antioxidants Against Singlet Oxygen Using Chemiluminescence Detection System." *Carotenoid Science* 11, no. 6 (2007): 16–20; "This Powerhouse Antioxidant Slips Through Your Cell Membranes with Ease to Help Protect Your Brain, Heart, Eyes, Lungs, Muscles, Joints, Skin, Mitochondria and More… Are You Getting Enough?" *Dr. Mercola* website, accessed at *https://products.mercola.com/astaxanthin/*

第 12 章

1. Miyagi, S., et al. "Longevity and Diet in Okinawa, Japan: The Past, Present and Future." *Asia Pacific Journal of Public Health* 15 Suppl (2003): S3–9.

2. Willcox, D. C., et al. "The Okinawan Diet: Health Implications of a Low-Calorie, Nutrient-Dense, Antioxidant-Rich Dietary Pattern Low in Glycemic Load." *The Journal of the American College of Nutrition* 28 Suppl (2009): 500s–516s.

3. Sho, H. "History and Characteristics of Okinawan Longevity Food." *Asia Pacific Journal of Clinical Nutrition* 10, no. 2 (2001): 159–64.

4. Willcox, B. J., et al. "Caloric Restriction, the Traditional Okinawan Diet, and Healthy Aging: The Diet of The World's Longest-Lived People and Its Potential Impact on Morbidity and Life Span." *Annals of the New York Academy of Sciences* 1114 (2007): 434–55.

5. See note 2 above.

6. See note 4 above.

7. "The Elixir of Life." *The Daily Dish* website, accessed at *www.theatlantic.com/daily-dish/ archive/2007/10/the-elixir-of-life/224942/.*

8. Poulain, M., et al. "Identification of a Geographic Area Characterized by Extreme Longevity in the Sardinia Island: The AKEA Study." *Experimental Gerontology* 39, no. 9 (2004): 1423–9.

9. Pes, G. M., et al. "Male Longevity in Sardinia, a Review of Historical Sources Supporting a Causal Link with Dietary Factors." *European Journal of Clinical Nutrition* 69, no. 4 (2015): 411–8.

10. Rizzo, N. S., et al. "Vegetarian Dietary Patterns Are Associated with a Lower Risk of Metabolic Syndrome: The Adventist Health Study 2." *Diabetes Care* 34, no. 5 (2011): 1225–7; Tantamango-Bartley, Y., et al. "Vegetarian Diets and the Incidence of Cancer in a Low-Risk Population." *Cancer Epidemiology, Biomarkers & Prevention* 22, no. 2 (2013): 286–94.

11. Kiani, F., et al. "Dietary Risk Factors for Ovarian Cancer: The Adventist Health Study (United States)." *Cancer Causes & Control* 17, no. 2 (2006): 137–46; "The Adventist Health Study: Findings for Cancer." Loma Linda University School of Public Health, accessed at *https://publichealth.llu.edu/adventist- health-studies/findings/findings-past-studies/adventist-health-study-findings-cancer.*

12. Buettner, D. *The Blue Zones Solution: Eating and Living Like the World's Healthiest People.* Washington, D.C.: National Geographic Society (2015).

13. Rosero-Bixby, L., W. H. Dow, and D. H. Rehkopf. "The Nicoya Region of Costa Rica: A High Longevity Island for Elderly Males." *Vienna Yearbook of Population Research* 11 (2013): 109–36.

14. Shah, Y. "5 Things the Greeks Can Teach Us About Aging Well." *The Huffington Post,* December 6, 2017, accessed at *www. huffingtonpost.com/2014/04/22/longevity-greece-_n_5128337.html.*

15. Buettner, D. "The Island Where People Forget to Die." *The New York Times,* October 28, 2012, accessed at *www.nytimes.com/2012/10/28/magazine/the-island-where-people-forget-to-die. html.*

16. Ibid.

17. Sarri, K. O., et al. "Effects of Greek Orthodox Christian Church Fasting on Serum Lipids and Obesity." *BMC Public Health* 3 (2003): 16.

18. Shikany, J. M., et al. "Southern Dietary Pattern Is Associated with Hazard of Acute Coronary Heart Disease in the Reasons for Geographic and Racial Differences in Stroke (REGARDS) Study." *Circulation* 132, no. 9 (2015): 804–14.

19. Alles, B., et al. "Comparison of Sociodemographic and Nutritional Characteristics Between Self- Reported Vegetarians, Vegans, and Meat-Eaters from the NutriNet-Sante Study." *Nutrients* 9, no. 9 (2017): E1023.

20. Martins, M. C. T., et al. "A New Approach to Assess Lifetime Dietary Patterns Finds Lower Consumption of Animal Foods with Aging in a Longitudinal Analysis of a Health-Oriented Adventist Population." *Nutrients* 9, no. 10 (2017): E1118.

21. Davis, C., et al. "Definition of the Mediterranean Diet; a Literature Review." *Nutrients* 7, no. 11 (2015): 9139–53.

國家圖書館出版品預行編目資料

長壽解方：減緩衰老，延長健康壽命，重啟長壽基因的5個
祕密 / 詹姆士‧迪尼寇蘭托尼歐（James DiNicolantonio），傑
森‧方（Jason Fung）著. 周曉慧譯.
-- 初版. -- 臺中市：晨星，2020.04
　面；　公分. --（健康百科；44）
譯自：The longevity solution : rediscover centuries-old secrets to
　　　 a healthy, long life
ISBN 978-986-443-990-4（平裝）

1. 健康法　2. 保健常識

411.1　　　　　　　　　　　　　　　　　　　　　109002821

健康百科 44	**長壽解方：** 減緩衰老，延長健康壽命，重啟長壽基因的5個祕密

作者	詹姆士‧迪尼寇蘭托尼歐（James DiNicolantonio） 傑森‧方（Jason Fung）
譯者	周曉慧
主編	莊雅琦
編輯	林莛蓁
美術設計	張蘊方
封面設計	王　穎

可至線上填回函！

創辦人 發行所	陳銘民 晨星出版有限公司 台中市西屯區工業30路1號1樓 TEL：(04)2359-5820　FAX：(04)2355-0581 行政院新聞局版台業字第2500號
法律顧問	陳思成律師
初版	西元2020年04月15日
總經銷	知己圖書股份有限公司 106台北市大安區辛亥路一段30號9樓 TEL：02-23672044／23672047　FAX：02-23635741 407台中市西屯區工業30路1號1樓 TEL：04-23595819　FAX：04-23595493 E-mail：service@morningstar.com.tw 網路書店 http://www.morningstar.com.tw
訂購專線	02-23672044
郵政劃撥	15060393（知己圖書股份有限公司）
印刷	上好印刷股份有限公司

定價 399 元

ISBN 978-986-443-990-4

Complex Chinese Translation copyright© 2020 by MORNINGSTAR PUBLISHING INC.
THE LONGEVITY SOLUTION: Rediscover Centuries-Old Secrets to a Healthy, Long Life
Original English Language edition Copyright©2017 by Jacob Wilson and Ryan Lowery
All Rights Reserved.
Published by arrangement with the original publisher, Victory Belt Publishing Inc. c/o
Simon & Schuster, Inc. through Andrew Nurnberg Associates International Limited.